LES

GLANDES SURRÉNALES ET L'HYPOPHYSE

CLINIQUE ET THÉRAPEUTIQUE

PAR

le Docteur R. PORAK

Professeur à l'École de Médecine de Chang-Hai

Préface du Professeur H. ROGER

Doyen de la Faculté de Médecine de Paris.

PARIS

LIBRAIRIE OCTAVE DOIN

GASTON DOIN, ÉDITEUR

8, Place de l'Odéon, 8

1922

LES GLANDES SURRÉNALES
ET L'HYPOPHYSE

CLINIQUE ET THÉRAPEUTIQUE

LES GLANDES SURRÉNALES ET L'HYPOPHYSE

CLINIQUE ET THÉRAPEUTIQUE

PAR

le docteur R. PORAK
Professeur à l'École de Médecine de Chang-Haï.

Préface du professeur H. ROGER
Doyen de la Faculté de Médecine de Paris.

PARIS
LIBRAIRIE OCTAVE DOIN
GASTON DOIN, ÉDITEUR
8, PLACE DE L'ODÉON, 8

1922

PRÉFACE

Les progrès de la science n'ont pas toujours pour résultat de simplifier les problèmes. Il arrive souvent que les recherches successives remettent en question les notions les mieux acquises, qui semblaient solidement et définitivement établies. Ne nous en plaignons pas. Le bouleversement continuel de nos idées et de nos théories a le double avantage de tenir notre curiosité en éveil et de nous inspirer beaucoup de modestie et pas mal de scepticisme.

Le scepticisme est utile, indispensable même, à la condition qu'il n'ébranle pas notre foi dans le progrès indéfini de la science. Prenons nos conceptions pour ce qu'elles valent; ce sont des bâtisses provisoires qui ne peuvent résister à l'assaut des temps. Mais gardons-nous de douter de l'avenir de la science : la faillite de nos théories, loin d'entraver le progrès, laisse le champ libre aux investigations nouvelles.

Ces réflexions, tellement évidentes qu'elles sembleront quelque peu banales, me sont suggérées par la lecture du livre de M. Porak. Il y a quelques années, nul ne mettait en doute le rôle des capsules surrénales qui, par l'adrénaline, étaient censées réglementer le fonctionnement du sympathique. Les résultats obtenus par les physiologistes avaient servi à édifier une série de conceptions pathogéniques et avaient même introduit un élément nouveau dans la thérapeutique. Aujourd'hui tout est remis en doute. Les faits bien observés persistent. Mais les déductions qu'on en a voulu tirer sont fortement ébranlées. M. Gley aura le mérite d'avoir déchaîné le mouvement révolutionnaire. Ses efforts ne tendent à rien moins qu'à détrôner l'adrénaline et, du rang d'hormone où elle s'était hissée, à la faire tomber dans la masse des produits excrémentitiels. Au lieu de remplir une fonction utile et même indispensable, elle ne servirait qu'à provoquer des troubles morbides; ce serait une substance nuisible que l'organisme aurait tout intérêt à neutraliser.

Entre les deux conceptions la lutte est trop récente pour qu'on soit en état d'en deviner l'issue. On peut cependant opposer à la théorie nouvelle quelques faits dont elle semble incapable de donner l'interprétation. Si, par exemple, on excite le pneumogastrique d'un lapin, on obtient un arrêt du cœur qui dure de cinq à six secondes. En répétant l'expérience dans les mêmes conditions sur un animal privé de capsules, le diastole se prolonge quarante et cinquante secondes. La théorie classique rend compte de la différence : chez l'animal décapsulé, l'action des vagues n'est plus contrebalancée par le sympathique, dont l'excitant fonctionnel a été supprimé. En l'état actuel de la science, c'est la seule explication plausible.

Il serait facile de soulever d'autres objections. M. Porak ne s'attarde pas à les discuter. Il accepte la théorie de Gley et, la prenant pour base de ses conceptions pathogéniques, il refait toute l'histoire de la maladie d'Addison. S'il se contentait d'opposer des interprétations nouvelles aux interprétations émises antérieurement, son livre serait déjà plein d'intérêt. Mais il fait plus : il rapporte un grand nombre d'expériences et d'observations personnelles, toutes frappées au coin du meilleur esprit scientifique. Dès lors son travail gagne beaucoup en importance. C'est un mémoire original qui mérite de fixer l'attention et marque une date dans la pathologie des capsules surrénales. Sa lecture suggère une série d'idées nouvelles et conduit à faire entreprendre de nombreuses expériences; chaque symptôme de la maladie suscitant des interprétations contradictoires, semble exiger des études complémentaires.

Jusqu'ici l'attention s'est concentrée sur la substance médullaire qui élabore l'adrénaline, soit pour la lancer comme une sécrétion hormonale, soit pour la rejeter comme un déchet inutile. La couche corticale a beaucoup moins fixé l'attention. Cependant sa richesse en lipoïdes semble un garant de son activité. M. Porak l'a utilisée en thérapeutique et il propose de l'employer aux lieu et place de l'adrénaline. Les extraits de la corticale, étant inoffensifs, peuvent être administrés à haute dose. Ils ont fourni d'excellents résultats et méritent d'entrer définitivement dans la pratique courante.

L'esprit critique si pénétrant de M. Porak s'est attaqué, en même temps qu'aux surrénales, à l'hypophyse. Les théories qui tendent à devenir classiques sont soumises à un examen sévère et, plus que les raisonnements, les faits ne leur sont guère favorables. Tout est donc à reprendre. Seuls certains résultats expérimentaux subsistent, ceux notamment qui ont été rapportés par Houssaye, et dont M. Porak a vérifié la réalité. Ils démontrent la présence de substances antagonistes dans les extraits hypophysaires. On conçoit ainsi la discordance des résultats, certaines notions qui semblaient définitivement acquises, nous apparaissant comme tout à fait erronées et ayant pu conduire à des médications dangereuses.

Ce qui, à mon avis, donne un intérêt particulier au travail de M. PORAK, c'est que l'auteur s'efforce constamment de faire marcher parallèlement l'expérimentation, la clinique, la thérapeutique. C'est la bonne méthode, la seule qui soit de mise actuellement, la seule qui nous permette de comprendre le mécanisme des troubles morbides et de leur opposer des médications rationnelles. Voilà pourquoi expérimentateurs, pathologistes et thérapeutes feront bien de lire et de méditer l'ouvrage de M. PORAK; les thérapeutes y puiseront des indications utiles; les pathologistes y trouveront des conceptions originales et des interprétations nouvelles; les expérimentateurs y puiseront des idées de recherches.

H. ROGER.

INTRODUCTION

Les glandes à sécrétion interne sont des glandes qui n'ont pas de canal excréteur : les produits élaborés par leurs cellules glandulaires sont déversés dans les lymphatiques ou dans les veines et ont une importance biologique considérable : ils maintiennent la composition du milieu intérieur de l'organisme, et, en circulant dans les humeurs, établissent des corrélations entre les organes. D'où le nom de système nerveux liquide sous lequel on les désigne quelquefois. Claude BERNARD et BROWN SEQUART ont opposé les sécrétions internes, inconnues avant eux, aux sécrétions externes, connues depuis la plus haute antiquité. Cette grande découverte physiologique devait à la longue trouver des applications médicales.

La description du Myxœdème et sa reproduction expérimentale par l'ablation du corps thyroïde, orienta les médecins vers l'étude des glandes à sécrétion interne qu'on appelle aujourd'hui l'endocrinologie. Surtout depuis trente ans les faits s'accumulent avec une si grande rapidité que l'Endocrinologie est devenue l'un des chapitres les plus touffus de la pathologie. Au début d'une science tous les faits sont bons à recueillir s'ils sont exactement observés. Par la suite, il importe d'apprécier leur valeur et de les coordonner. Le médecin souvent se contente d'observations superficielles, pour échafauder un raisonnement. Si le fait initial est mal interprété, tout le raisonnement s'effondre. Voilà pourquoi, après trente ans d'observations d'endocrinologie, le temps est venu de revoir les faits de près, de les critiquer et de montrer le défaut des raisonnements bâtis sur eux.

Dans un premier volume j'étudierai, les glandes surrénales et l'hypophyse : ces deux glandes ont quelques analogies, analogies anatomiques et analogies physiologiques. Anatomiquement, ces glandes sont constituées par deux parties distinctes et affectent des rapports importants avec le système nerveux, l'hypophyse avec le 3e ventricule du cerveau auquel il est rattaché par un pédicule et la surrénale avec le plexus solaire, cerveau abdominal.

Physiologiquement, les extraits d'hypophyse sont hypertenseurs comme les extraits des surrénales; à côté des principes hypertenseurs, la surrénale contient des pigments hypotenseurs (P[r] doyen ROGER), et l'hypophyse est riche en substances hypotensives. Si l'hypophyse et les surrénales se ressemblent par certains côtés, elles se distinguent nettement l'une de l'autre : la cytologie de l'hypophyse rapproche cette glande de la thyroïde, plutôt que des surrénales. Les maladies à l'autopsie desquelles l'hypophyse est lésée ne rappellent en rien les maladies attribués aux surrénales.

L'étude des maladies des surrénales est complète dans ce volume et je ne puis sans répétition en parler maintenant. Les malades dites hypophysaires ne sont pas traitées et elles méritent quelques réflexions générales. L'hypophyse appendue au cerveau ne peut être touché sans que l'Infandibulum du cerveau soit tiraillé et il est toujours difficile de déterminer dans les syndromes rattachés à l'hypophyse la part exacte du cerveau. Le syndrome adiposo-génital (obésité et atrophie génitale serait dû à l'insuffisance du lobe antérieur de l'hypophyse pour Cushing et à une lésion de l'infundibulum du cerveau pour J. Camus et Roussy. Quand à l'acromégalie, cette singulière hypertrophie des extrémités décrite par Pierre Marie, en dehors des lésions nerveuses (hemianopsie) les auteurs n'ont jamais pu se mettre d'accord sur le mécanisme exact de la pathogénie hypophysaire.

L'Infantilisme (thèse St. Chauvet 1914) est due peut-être à l'insuffisante production d'une harmozone semblable à celle de la thyroïde ; malheureusement la preuve thérapeutique n'a pas été encore fournie. Inversement, la polyurie hypophysaire n'est basée que sur l'action favorable de l'hypophyse dans certaines polyurie : je montrerai que cela ne suffit pas à créer un type clinique nouveau.

L'hypophyse et la surrénale sont des organes profondément situés et qui échappent à l'examen direct du médecin; la radiographie seule permet de constater une dilatation de la selle turcique, logette osseuse creusée dans l'os sphénoide et contenant l'hypophyse. Aucun autre mode d'exploration précis n'existe. Puisque ces deux glandes ne peuvent être examinées, il serait du plus haut intérêt de trouver un signe dynamique, c'est-à-dire un mode de réaction particulier de l'organisme privé de surrénales ou d'hypophyse. Henri Claude pense que les extraits glandulaires agissent différemment suivant que les glandes endocrines sont intactes ou lésées. Dans ma thèse (novembre 1914), j'ai montré que l'extrait d'hypophyse agit d'une façon très variable suivant la glande malade : ainsi, dans l'acromégalie, cet extrait n'exerce aucun effet physiologique aux doses habituellement employées, et dans la maladie d'Addison les effets physiologiques sont l'inverse des effets normaux. Il serait intéressant de démontrer l'action spécifique de l'extrait hypophysaire dans certaines variétés de polyurie : l'épreuve glandulaire conduirait à un diagnostic précis. J'insiste sur ce genre de recherches qui non seulement éclaire le diagnostic mais aussi permet de diriger le traitement.

Les questions de thérapeutique me retiendront longuement dans ce volume, où j'exposerai, en les critiquant quand il y aura lieu, l'emploi des extraits surrénaux et hypophysaire. D'une façon générale, ces extraits jouissent d'actions pharmacologiques très efficaces bien que l'effet opothérapique proprement dit soit très douteux.

Ce volume est une mise au point de quelques questions d'endocrinologie : ce n'est pas une nomenclature où toutes les publications sont citées, mais un exposé général qui met en évidence les faits à retenir et la direction à imprimer aux recherches futures, si l'on veut faire progresser la clinique et la thérapeutique des surrénales et de l'hypophyse.

LES GLANDES SURRÉNALES
ET L'HYPOPHYSE

CLINIQUE ET THÉRAPEUTIQUE

MALADIE D'ADDISON

La maladie d'Addison est caractérisée :

Cliniquement par des symptômes neuro-musculaires dont l'asthénie est le plus important.

Par la mélanodermie [tout cas sans mélanodermie doit être rejeté de ce cadre clinique (2)].

Par un complexus gastro-intestinal, variable dans son expression clinique suivant l'évolution de la lésion anatomique.

Anatomiquement par des altérations de nature, d'extension et d'intensité très diverses portant avec prédominance sur l'appareil sympathico-surrénal.

Dans ces dernières années, les glandes surrénales et le sympathique ont retenu les chercheurs. Des notions importantes ont été dégagées et la pathogénie de la maladie d'Addison, tant discutée depuis plus d'un demi-siècle, doit s'en trouver éclairée.

L'étude de l'adrénaline avait accaparé toute l'attention des médecins et la médullaire surrénale parais-

(1) Nom donné par Trousseau à une maladie bronzée décrite, en 1855, par Addison, *On the constitutional and local effect of the diseases of the suprarenal capsules*, 1855.

(2) La forme fruste de Dieulafoy et Bressy, n'étant pas accompagnée de pigmentation, appartient à l'insuffisance surrénale et doit être éliminée par définition de la maladie d'Addison.

sait jouer un rôle essentiel en pathologie. Or, l'adrénaline déchoit de sa dignité d'hormone et enrichit la liste des substances excrémentitielles que l'organisme travaille à éliminer ou à rendre inoffensives le plus vite possible (1). La glande corticale qui enveloppe la médullaire, délaissée jusqu'à présent, attire maintenant l'attention : histologistes et physiologistes entraineront les médecins récalcitrants à comprendre le rôle prééminent de cette partie de la surrénale.

Le sympathique qui s'enchevêtre avec la surrénale participe à toute atteinte de cette glande, de même que la glande souffre aussitôt dans sa sécrétion, quand le plexus cœliaque est altéré. Les recherches modernes tendent à prouver que les troubles ne restent pas limités à ces deux parties, si étroitement fusionnées. Le sympathique abdominal appartient à un système organo-végétatif; l'ébranlement, dont il est atteint se communique au système tout entier.

Dans cette Revue générale, j'essayerai de faire comprendre les symptômes cliniques à la lumière des recherches biologiques récentes.

Anatomie pathologique. — A l'autopsie des malades morts de maladie d'Addison, l'attention doit surtout porter sur :

I. Les glandes surrénales.
II. Le sympathique abdominal.
III. Le système lymphatique.
IV. Les glandes à sécrétion interne autres que les surrénales, spécialement les ovaires.

I. Glandes surrénales. — Quoiqu'on en ait dit, les glandes surrénales sont toujours altérées. A une époque où l'histologie était mal connue, l'absence

(1) Gley et ses élèves ont fait triompher cette conception dans ces dernières années. L'école américaine a maintenu la théorie ancienne. Le prof. Gley, aidé de son élève Alfred Quinquaud, achève un mémoire où il répond aux dernières objections de Cannon.

de lésions macroscopiques avait fait dire que les surrénales étaient saines. Les progrès de la technique et de nos connaissances démontrent l'absence de sécrétion surrénale dans un tissu qui, à l'œil nu, paraissait normal (1). Le type d'atrophie simple (2) des surrénales, spécialement à la suite de lésions du plexus solaire, permet de comprendre ces prétendus cas de maladie d'Addison, sans lésions des surrénales.

Ces cas mis de côté, la tuberculose des glandes surrénales (3) est presque constante dans la maladie d'Addison. Mais il importe d'admettre soit une virulence spéciale du bacille de Koch, soit une cause prédisposante locale des surrénales pour concilier la fréquence extrême de la tuberculose et la rareté relative de la maladie d'Addison. Schématiquement, dans un premier stade, la surrénale augmente de volume, s'infiltre d'une matière lardacée ; à la coupe, la surrénale molle et homogène, est demi-transparente et de couleur grise. Dans un second stade, la

(1) J'ai observé un cas de ce genre ; le plexus solaire était comprimé par des ganglions tuberculeux. La surrénale paraissait normale. L'examen histologique, contrôlé par Mulon, montrait l'arrêt complet de la sécrétion cortico-surrénale.

(2) L'atrophie des surrénales a été constatée dès le début de l'étude de la maladie d'Addison par les auteurs anglais (J. J. Goodhart. *Trans. of the path. Soc. of London*, t. XXXIII, p. 340). — Ebstein (*Deut. med. Woch.*, 1897). Maladie d'Addison avec atrophie de la corticale sans lésions de la médullaire, ni du plexus solaire, ni des nerfs splanchniques. — Roloff (*Zieg. Beitr.*, 1891, Bd IX) rapporte une observation tout à fait analogue à la précédente. — Legg (*Lancet*, 1885, 1) rapporte la description d'une surrénale réduite à un noyau graisseux gros comme une noisette et une hypoplasie des artères correspondantes. Il est intéressant d'opposer cette atrophie d'origine artérielle aux atrophies d'origine nerveuse sur lesquelles nous insisterons plus loin.

(3) Wilks (*Guy's hosp. Rep.*, 1862, vol. VIII, p. 18) pose purement et simplement la tuberculose des surrénales comme seule cause de la maladie d'Addison. — Oppenheim et Loeper ont la hardiesse de traiter, in Debove, Achard et Castaigne, la maladie d'Addison dans le chapitre TUBERCULOSE DES GLANDES SURRÉNALES. — Virchow n'a pas le moindre doute que la peau bronzée peut coïncider avec d'autres lésions des surrénales que les tuberculeuses, notamment avec le cancer secondaire des surrénales.

surrénale, sur coupe, devient opaque et jaunâtre. Enfin, la matière caséeuse se ramollit. Des transformations fibreuses et calcaires sont fréquentes et aboutissent à la transformation squirreuse (1) avec péricapsulite scléro-lipomateuse ; dans la masse dursifiée substituée aux surrénales, se creusent des cavités pleines de matière puriforme, caséeuse ou crétacée. Le domaine anatomique de la tuberculose des surrénales s'est étendu depuis la connaissance des lésions non folliculaires et notamment des surrénalités scléreuses par bacilles de Koch (2).

Malgré l'importance grandissante de la tuberculose dans l'anatomie pathologique de la maladie d'Addison, il est impossible aujourd'hui de contester le déterminisme d'autres lésions.

Syphilis des surrénales (3). — Les surrénales sont fréquemment le siège de lésions syphilitiques qui, à une certaine extension, provoquent la maladie d'Addison : à côté des nodules et des gommes, le tissu interstitiel prolifère; quelquefois aussi une atrophie scléreuse se constitue. La nature syphilitique des lésions est démontrée par des tréponèmes isolés à l'intérieur des cellules et par des amas de tréponèmes dans les mailles conjonctives (4).

Néoplasmes des surrénales. — Les types anatomiques très divers, de cancers primitifs et secondaires (5) ne méritent pas ici une description, car ils s'accompagnent rarement du tableau clinique classique de maladie d'Addison. Cette rareté tient,

(1) Cette forme a été bien décrite pour la première fois par Loeper. J'ai observé un cas qui s'ajustait exactement à la description de Lœper.

(2) Voir, pour plus de détails, MILHIT. Tuberculose des capsules surrénales, Revue générale, *Revue de la tub.*, 1912, p 35. — Milhit insiste sur les lésions non folliculaires, par exemple dans les formes de surrénalite scléreuse de Sézary.

(3) SIMMONDS (1903), cité par M. LUCIEN et J. PARISOT, *Glandes surrénales et organes chromaffines*, 1913, F. Gittler.

(4) JACQUET et SÉZARY. *Soc. méd. des hôpit.*, 1906, p. 314.

(5) Voir LUCIEN et PARISOT. Loc. cit.

notamment, à ce que les tumeurs d'origine corticale ou médullaire gardent, pendant un temps assez long, les caractères principaux du tissu aux dépens duquel elles se sont développées; en outre, l'étude du cancer des surrénales suggère une réflexion d'ordre général, utile à retenir, si l'on veut comprendre la pathogénie de la maladie d'Addison. Les altérations de ces glandes à elles seules ne peuvent expliquer l'ensemble des symptômes de la maladie d'Addison. Il faut que le système organo-végétatif participe, fonctionnellement ou anatomiquement, au trouble pathologique. Or, la pathologie générale nous enseigne que les lésions spécifiques, de même que les toxines tuberculeuses et syphilitiques ont une affinité spéciale pour les fibres nerveuses, tandis que l'élection cancéreuse se dirige moins vers ces mêmes fibres. D'ailleurs, l'évolution du processus pathologique est plus important que la nature des lésions, car une lésion circonscrite irradiant très lentement et distillant peu de toxines favorise mieux qu'une lésion extensive le développement de glandes surrénales accessoires.

II. Lésions du plexus solaire. — Les rapports du plexus solaire et des surrénales sont si étroits qu'une lésion chronique des surrénales retentit sur le plexus solaire. Ainsi s'expliquent les cas de maladie d'Addison avec lésions tuberculeuses ou syphilitiques d'une seule surrénale; ces lésions primitives se propagent au plexus solaire, et le plexus solaire n'apportant plus à la surrénale du coté opposé le stimulus excito-sécrétoire, crée une insuffisance de l'autre surrénale. A ce moment seulement, les conditions nécessaires et suffisantes de la maladie d'Addison sont réalisées.

Opposés à ce groupe de faits, il y a les cas de lésions primitives et prédominantes du système nerveux organo-végétatif abdominal; la lésion syphilitique, tuberculeuse ou autre, s'attaque directement au ganglion semi-lunaire et au plexus nerveux qui en émane, entraînant une atrophie secondaire des glandes surrénales. Ces lésions nerveuses sont quelquefois secondaires à une compression par lésions de voisinage : hypertrophie ganglionnaire, anévrysme de l'aorte, péritonite localisée (1).

Quant à la nature des lésions nerveuses, elle est très variable ; d'abord, lorsqu'une lésion se développe dans les surrénales, elle atteint nécessairement les ganglions nerveux compris dans l'enveloppe fibreuse des glandes ou accolés à leur face externe (2).

Des lésions péritonéales primitives ou consécutives aux lésions des organes voisins peuvent englober le plexus, l'empêcher de fonctionner et aboutir à l'atrophie.

Enfin, le système nerveux organo-végétatif peut, aussi bien que la surrénale, être le siège de lésions primitives : des lésions spécifiques (tubercules, gommes) ou des lésions dégénératives (fragmentation de la myéline, état variqueux du cylindraxe,

(1) D'après Jaccoud, les lésions du plexus solaire ont été incidemment signalées dans les premières observations d'Addison lui-même. Addison et Schmidt signalent l'atrophie de ce plexus. — Andel insiste sur l'examen histologique qui montre dans les ganglions semi-lunaires des cellules atrophiées et des amas pigmentaires. — Lancereaux (*Arch. gén. de méd.* 1890, p. 5) croit, comme nous le verrons plus loin que la maladie d'Addison est une maladie du sympathique, mais il décrit avec beaucoup de soin une atrophie surrénale consécutive, à son avis, aux lésions du sympathique. — Dans un cas de maladie d'Addison, Laignel-Lavastine, outre les lésions des sommets du poumon et une pleurite chronique bilatérale, trouve une sclérose du ganglion semi-lunaire droit et du nerf splanchnique droit avec une atrophie très marquée de la capsule surrénale correspondante. Les observations du même type de Jurgens et de Marchand sont signalées dans tous les traités classiques — Nothnagel (*Zeit f. klin. Med.*, 1879 décrit des lésions des ganglions et des plexus nerveux de la muqueuse intestinale. Ce point est à retenir pour comprendre la variété des symptômes cliniques gastro-intestinaux et la pathogénie de ces symptômes J'insiste moins sur les lésions du système nerveux central constatées expérimentalement par Nageotte et Etlinger qui, dans une certaine mesure, favorisent l'éclosion de l'encéphalopathie addisonnienne de Klippel.

(2) Brault, *Traité de médecine* de Charcot et Bouchard.

chromatolyse, sclérose pluricellulaire) ont été signalées.

III. Système lymphatique. — Pour expliquer la localisation élective du bacille de Koch sur le système sympathico-surrénal, quelques médecins admettent qu'une constitution spéciale du malade est nécessaire (1). De fait, l'addisonnien présente une hypertrophie des organes lymphoïdes (2) et appartient aux états thymico-lymphatiques. On sait que ces états coexistent avec l'atrophie du système chromaffine. Cette débilité spéciale et associée expliquerait la localisation du bacille de Koch, à la fois dans le système lymphatique et dans les surrénales. La tuberculose des ganglions lymphatiques est presque constante dans la maladie d'Addison et souvent l'atrophie du plexus solaire, décrite au paragraphe précédent, relève d'une compression par les ganglions mésentériques, fusionnés et faisant masse avec le plexus solaire par adhérences péritonéales.

IV. Lésions des glandes a sécrétion interne autres que les surrénales. — Parmi ces glandes, l'ovaire est l'organe qui présente les lésions les plus constantes et les plus intenses; celles-ci ne manquèrent à aucune de mes observations personnelles. Tantôt, il s'agit de lésions tuberculeuses, tantôt d'atrophie simple, tantôt de signes histologiques d'insuffisance sécrétoire. Ce dernier fait est le plus intéressant; une maladie qui touche, de façon si prédominante, l'appareil nerveux organo-végétatif de l'abdomen doit logiquement entraîner par suppression excito-sécrétoire, une altération fonctionnelle

(1) Fende. *Capsules surrénales et organes chromaffines*, Naples.

(2) En dehors de l'hypertrophie et de la pigmentation des ganglions, spécialement des ganglions mésentériques, on a signalé : l'hypertrophie de la rate avec hyperplasie des follicules et transformation myéloïde; la tuméfaction et la pigmentation des follicules intestinaux et des plaques de Peyer; l'augmentation de volume des tonsilles et des follicules de la base de la langue...

sinon lésionnelle des ovaires (1). Les testicules qui chez l'embryon migrent loin de la région lombaire sont plus tardivement atteints que les ovaires.

Les lésions des surrénales, jointes aux lésions des organes génitaux, expliquent à notre époque où les corrélations entre glandes à sécrétion interne ont été tant étudiées, les réactions hypertrophiques du corps thyroïde et de l'hypophyse (2).

V. Lésions des autres organes. — Les lésions tuberculeuses, le plus souvent en cause dans la maladie d'Addison, se retrouvent dans d'autres organes que le plexus solaire, les ganglions, les surrénales et les ovaires. A ce sujet, la remarque la plus intéressante est l'atténuation des lésions pulmonaires, et leur fréquente localisation à la base. La lésion est limitée, le plus souvent même cicatrisée, en tout cas à évolution fibro-calcaire ou caséo-calcaire. Ces constatations ont permis de distinguer deux variétés de tuberculose surrénale : la variété primitive et la variété secondaire : les lésions à la base des poumons expliquent la propagation aux régions cœliaques et surrénales.

(1) René Porak. *Th. de Paris*, 1914. L'observation VI, rapportée p. 76, peut être complétée par l'examen histologique des ovaires que Mulon a étudié très complètement : « *Ovaire droit* A la coupe on ne voit aucune formation ayant une pigmentation jaune, c'est-à-dire contenant des cellules à lutéine, ni corps jaune de menstrues, ni corps jaune lutéinique, ni corps jaune atrésique de Kolliker. A l examen histologique, il n'y a pas de follicules primordiaux. L'ovaire est constitué par du tissu conjonctif et des corpus albicans. *Ovaire gauche*. Complètement adhérent à la trompe, petit et rétracté. Formé de tissu conjonctif et de microkystes. Quelques cicatrices de corps jaune En somme, disparition de toutes les cellules contenant graisse et pigment et de toutes cellules à caractère de cellules interstitielles. » Je ne suis pas le premier à signaler les lésions ovariennes dans la maladie d'Addison. Je retrouve dans l'article maladie bronzée du *Nouveau Dictionnaire de médecine et de chirurgie pratique* (1866) de Jaccoud, dans l'observation CXVIII signalée : l'Atrophie des ovaires. — Plus tard, Karakascheff (*Zieg. Beit.*, 1904, Bd XXXVI) insiste sur cette atrophie des ovaires.

(2) Thaon. *Th. de Paris*, 1907. — Loeper, Pansini et Benenati.

Des tubercules le plus souvent isolés ont été trouvés dans le foie, la rate, les trompes de l'utérus.

En dehors des lésions tuberculeuses, de nombreux organes conservent la trace de l'intoxication addisonnienne (dégénérescence graisseuse ou surcharge pigmentaire (1), par exemple du foie et du cœur; d'autres organes peuvent bien entendu aussi y participer). J'insiste spécialement sur l'athérome artériel qui n'a manqué dans aucun de mes cas et qui choque ceux qui se souviennent des retentissantes expériences sur l'athérome adrénalinique. Si l'adrénaline était une hormone et si l'adrénaline faisait défaut dans l'insuffisance surrénale, l'étonnement pourrait se satisfaire d'explications plus ou moins bonnes mais n'en subsisterait pas moins. Si les corps adrénalinogènes sont des substances nuisibles que la surrénale n'élimine plus, la constance de l'athérome artériel dans la maladie d'Addison, s'ajuste tout à fait aux expériences classiques. Pour ma part, je n'hésite pas dans l'état actuel de la science, à adopter cette explication.

L'étude anatomique de la maladie d'Addison doit être complétée par un chapitre souvent omis dans les traités classiques et auquel, me plaçant sur le terrain des discussions pathogéniques, j'attache une très grande importance, le chapitre de :

Physiologie pathologique. — La physiologie pathologique des extraits surrénaux, en cas de maladie d'Addison, est du plus haut intérêt, vu les déductions pathogéniques qu'il convient d'en tirer. En général, les extraits de glandes surrénales des malades morts de maladie d'Addison présentent, injectés au lapin, une action hypertensive moins élevée que les extraits de surrénales normales (2). Cette constatation, contrairement aux déductions qui pa-

(1) La surcharge pigmentaire a été signalée par Addison sous le nom de taches bleuâtres du péritoine — MARTINEAU (De la maladie d'Addison, *Th. de Paris*, 1863, p. 102) signale une forte pigmentation des poumons et de la substance grise du cerveau.

(2) LUKSCH, PARISOT, René PORAK.

raissaient plausibles, ne prouve nullement une insuffisance du pouvoir angio-tonique de la médullaire surrénale, car des expériences précises montrent que la diminution du pouvoir hypertenseur des extraits de surrénales est notée dans des cas où immédiatement avant la mort, la pression artérielle était normale (1).

D'ailleurs, dans certains cas de maladie d'Addison, l'extrait de surrénale est gorgé d'adrénaline (2), alors que la glande corticale présente tous les signes histologiques d'une insuffisance sécrétoire. Voilà qui paraît décisif au point de vue de la teneur en adrénaline de surrénales d'Addisonniens : cette constatation aidera à comprendre la pathogénie, telle que je la présenterai à la fin de ce travail.

Quant aux cas dans lesquels le pouvoir hypertenseur des surrénales est diminué, on peut admettre provisoirement que cette diminution tient à ce que les produits dont dérivent l'adrénaline n'aboutissent pas aux transformations normales et contribuent à l'état d'intoxication addisonnienne.

Etiologie. — Je ne reviendrai pas sur le rôle respectif de la tuberculose, de la syphilis et du cancer, dans la détermination de la maladie d'Addison, y ayant insisté au chapitre d'Anatomie. Dans des cas exceptionnels, les lésions des surrénales sont dues en partie ou en totalité à d'autres infections que la tuberculose et la syphilis, par exemple : le rhumatisme, l'influenza, la malaria (3), la typhoïde. Des

(1) René Porak. Des altérations fonctionnelles des glandes surrénales dans la rage, comptes rendus des séances de la *Soc. de biol.*, 7 déc. 1912, et *Journ. de physiol. et de pathol. gén.*, 1917-1918, t. XVII, p. 98.

(2) René Porak. De l'activité fonctionnelle de la glande médullaire surrénale des tuberculeux. *Ann. de méd.*, sept. 1918, t. V, n° 4, p. 407. — Voir aussi obs. VI, Thèse Porak citée.

(3) J'insisterai, plus tard, sur les travaux de Paisseau et Lemaire qui ont trait à l'insuffisance surrénale plutôt qu'à la maladie d'Addison elle-même. Mais, j'ai souvenir d'une communication faite pendant la grande guerre par Portocalis à la Société médicale de Salonique qui se rapporte tout à fait à mon sujet : il s'agissait

intoxications exogènes (arsenic, mercure) (1) ou endogènes interviendraient aussi. Par exemple, la maladie d'Addison pourrait être due à l'intoxication gastro-intestinale et le lavage d'estomac aurait pu dans quelques cas exceptionnels, guérir la maladie bronzée (2).

Lorsque la surrénale est profondément lésée par une seule ou plusieurs des causes précédentes, il suffit parfois de causes minimes pour déclencher l'apparition ou l'aggravation du syndrome d'Addison : citons par exemple le traumatisme (3) et le surmenage (4).

Enfin, pour expliquer la rareté de la maladie d'Addison, j'ai déjà fait allusion à la nécessité d'une constitution spéciale et à cet égard, il est intéressant de relever chez le futur addisonnien une prédisposition spéciale à la pigmentation sous diverses influences extérieures. Cette constitution aurait quelquefois un caractère familial (5).

d'un addisonnien fruste qui, contractant le paludisme, présenta aussitôt une aggravation de tous les symptômes addisoniens et mourut très rapidement. Les surrénales étaient tuberculeuses et ces glandes ne pouvant intervenir dans la défense de l'organisme contre l'infection malarique, tous les symptômes s'aggravèrent.

(1) Les mémoires classiques de Léon BERNARD, bien qu'ils portent sur des animaux, paraissent indiquer l'action des poisons sur les cellules sécrétantes des surrénales. Il faut en retenir le danger de l'intoxication médicamenteuse chez l'addisonnien.

(2) GRAWITZ. *Med. Verein in Greif.*, 4 juillet 1908.

(3) MURRI (*Lezioni clin. Milano*, Soc. ed. libr., 1908) cite deux cas dans lesquels, après traumatisme, se développèrent successivement un syndrome de commotion de la moelle lombaire et, plus tard, une maladie d'Addison typique.

(4) A. PEREZ. *Gazz. osp. e clin.*, 1906, n° 138.

(5) TSCHIRKOFF (*Zeit. f. klin. Med.*, 1892, Bd XIX) publie l'observation de deux frères atteints de maladie d'Addison. — CROOM (*Lancet*, 27 fév. 1909). Addisonisme chez trois membres d'une même famille (fille de neuf ans atteinte de maladie d'Addison typique; fille de six ans, apathique et présentant des bandes pigmentées autour du cou, au niveau des plis postérieurs des deux aisselles et autour de la taille, mais sans pigmentation des muqueuses; et une fille de trois ans et demi, indolente et mélanodermique). Une autre fille de dix-sept ans et les parents sont indemnes.

L'influence de l'âge est moins intéressante; signalons cependant que la fréquence augmente de dix à vingt ans (1), reste sensiblement la même entre vingt et quarante ans, pour décroître assez rapidement de quarante à cinquante ans, et plus rapidement encore de cinquante à soixante (2).

Tableau clinique de la maladie d'Addison. — Par définition, les principaux symptômes sont : 1° la mélanodermie ; 2° les troubles nerveux dont l'asthénie ; 3° les troubles gastro-intestinaux.

I. *La mélanodermie* est le maître symptôme. De loin, l'addisonnien fait penser au mulâtre ou à certains paludéens. La face et les mains sont plus pigmentées que le tronc. Sur fond uni, se détachent des points plus foncés, les uns plus petits qu'une tête d'épingle, d'autres plus gros qu'une lentille ; toutes les dimensions intermédiaires se rencontrent côte à côte ; d'autres fois, une même région est mouchetée de grains uniformes. Les régions articulaires sont plus pigmentées que les segments intermédiaires ; l'une de mes malades, avant tout autre symptôme, avait une tache à la face dorsale du coude et essayait obstinément de la faire disparaître à la pierre ponce. La face dorsale des articulations phalangiennes tranche aussi par sa teinte noire sur le ton mulâtre d'ensemble des téguments. La paume de la main, blanche et parfois un

(1) Felberbaum and Fruchthandler (*New-York med. Journ.* 1907) recueillent 25 cas de maladie d'Addison vers l'âge de dix ans. — Les observations chez le nourrisson sont exceptionnelles. — Thomson (*Amer. Journ. of med. sc.*, 1893) cite un cas de maladie d'Addison chez un enfant de sept jours. — Osler (*Princip and pract. of med. London*, 1901) cite un enfant de huit semaines.

(2) Les observations chez le vieillard se comptent aussi. — Pende (loc. cit., p. 217) a observé un cas de mal d'Addison chez un vieillard de soixante-dix-sept ans à l'autopsie duquel furent notées une lésion tuberculeuse circonscrite d'un sommet du poumon et une tuberculose calcifiée dans le centre d'une seule capsule surrénale. — Ebstein et Neusser, cités par Pende, ont observé trois cas à soixante-dix ans et un cas à quatre-vingts ans.

peu macéré, présente des lignes noires au niveau des sillons.

Le tronc est d'un brun plus ou moins accentué et certains placards, de date plus ancienne, ont une couleur plus foncée. Le mamelon et l'aréole du sein sont noirs. La ligne dite blanche de l'abdomen est très pigmentée. Sur le dos, aux points d'appui, la pigmentation s'accentue. Les organes génitaux sont hypercolorés. Sur les membres inférieurs, même teinte uniforme qu'aux membres supérieurs et aussi nettement renforcée sur les articulations (face antérieure des genoux et face dorsale des orteils).

Les muqueuses se pigmentent : classiquement, c'est en face des deuxième et troisième molaires que les premières taches pigmentaires apparaissent. En réalité, le siège des plaques est variable : la face interne des joues en est le siège, plus fréquemment que les gencives et les lèvres. Dans une de mes observations, plusieurs taches siégeaient sur la langue. Notons enfin que les cicatrices sont plus pigmentées que la peau ou les muqueuses environnantes. L'irritation locale exagère la pigmentation et la mélanodermie est plus forte au contact du col et du corset. Il suffit parfois de frotter une région de peau normale pour provoquer l'extériorisation du pigment (1). Exceptionnellement, les annexes de la peau et des muqueuses (poils, cheveux, ongles, dents) se pigmentent.

La biopsie de la peau (2) montre que l'altération pigmentaire siège dans la couche muqueuse du derme et consiste dans l'infiltration des cellules du corps muqueux de Malpighi, par des éléments

(1) Du même ordre, le signe du vésicatoire de Jacquet et Trémolière.

(2) Landolfi et Severino (*Riforma med.*, 1907, nº 46), Gandolfi (*Riforma med.*, 1907, nº 46) ont trouvé que le pigment peut donner la réaction du fer et que des cellules de la couche basale de la peau présentent des indices de dégénérescence. — Chantemesse et Podwisotzki (*Traité des processus généraux*, t. I) notent des altérations de la paroi des capillaires cutanés. — Murri (loc. cit.), une augmentation du nombre des chromatofores.

granuleux noirâtres, semblables à ceux de la peau d'un mulâtre ou d'un Européen bruni au soleil. Le dépôt pigmentaire s'étend aussi aux couches épidermiques elles-mêmes.

La peau, aux sièges pigmentés, présente d'autres symptômes : sécheresse, inélasticité, apparence de sénilité précoce, prurit. Dans un de mes cas, après pigmentation des aisselles, tous les poils étaient tombés.

II. *Troubles nerveux.* — 1° *Asthénie.* — Bien que ce signe soit le plus précoce, il passe inaperçu pendant plusieurs mois, car il est de ceux auxquels le malade d'hôpital attache peu d'importance : il était fatigué, dit-il, mais il se forçait et pensait que le malaise disparaîtrait à la longue.

La description classique de l'adynamie addisonnienne se rapporte à des cas plus avancés; le sujet accuse une lassitude extrême, il fait un effort d'une certaine énergie, mais cet effort est de courte durée; l'épuisement arrive rapidement; plus tard, il appréhende le mouvement et le plus léger effort est suivi d'anéantissement.

Le malade reste effondré dans son lit, toujours immobile, enfoui sous ses couvertures, évitant la parole, elle aussi fatigante.

A la fin, il ne s'alimente plus, redoutant la lassitude qui suit le boire et le manger. Le sommeil est bon, mais au réveil, la même terreur, à l'idée de bouger, persiste. Il n'y a guère en pathologie, de comparable à cette inertie que l'apathie de certains myxœdémateux demi-somnolents des journées entières, paraissant avoir perdu jusqu'à l'instinct de la conservation.

Le dynamomètre et l'ergographe, sur lequel je reviendrai au diagnostic, montrent une diminution très marquée de la force musculaire et surtout une fatigabilité très spéciale.

2° *Autres signes nerveux.* — *Motilité.* — La fatigabilité avec sentiment de lassitude n'est pas le seul symptôme musculaire de la maladie d'Addison. L'amyotrophie et l'atonie s'y ajoutent. De véritables paralysies sont signalées à titre exceptionnel (1).

L'excitabilité musculaire aux excitants mécanique et électrique est normale sauf rares exceptions. Des phénomènes irritatifs [crampes musculaires localisées ou accès épileptiformes (2)] surviennent à intervalles plus ou moins éloignés dans certains cas. Rarement : secousses choréiques et tremblements.

Sensibilité subjective. — Les douleurs d'abord diffuses à la limite inférieure du thorax, prennent bientôt le caractère d'un coup de barre au niveau de la région lombaire et la pression provoque une douleur souvent très intense sur le rebord des fausses côtes, en arrière dans l'angle costo-vertébral (3).

Les douleurs lombaires s'exagèrent par crises, s'accompagnant d'irradiations le long des filets hypogastriques et aboutissent aux aines.

Les douleurs épigastriques, moins fréquentes que les douleurs lombaires revêtent l'allure de crises solaires.

L'apparition des douleurs va de pair avec l'exagération de la mélanodermie. La frilosité est fréquente.

Parmi les troubles subjectifs de nature différente des précédents, notons la céphalée, légère et passagère, jointe parfois au vertige.

La *sensibilité objective* est, en général, normale. Parfois hyperesthésie. Les cercles de Weber m'ont paru normaux, même aux points les plus pigmentés.

Les *réflexes* tendineux sont normaux ou exagérés.

(1) Sergent. Paralysie de la musculature interne de l'œil. — Landouzy, Tinel et Gastinel. Paralysie transitoire du type myasthénique. Enfin, parésie des muscles bucco-pharyngés peu de temps avant la mort.

(2) Lobstein, dès 1813, avait décrit un cas d'accès épileptiforme chez un jeune homme de vingt-cinq ans dont l'autopsie montra une tuberculose des glandes surrénales.

(3) Martineau (loc. cit.). La douleur à l'extrémité de la 9e côte serait caractéristique.

Ils s'atténuent et disparaissent dans les stades ultimes.

Les pupilles, de dimensions normales, réagissent de façon particulière : quand on ferme les paupières, les pupilles s'élargissent beaucoup. Quand on les rouvre, un léger rétrécissement se produit tout de suite, mais les pupilles ne reprennent leurs dimensions antérieures que très lentement. Quelquefois deux ou trois oscillations des pupilles à l'ouverture des paupières.

Le réflexe oculo-cardiaque est positif, quelquefois discutable au début, il devient très net à la fin.

Le réflexe pilo-moteur, dans deux de mes cas, était normal.

Symptômes psychiques. — Il faut citer avant tout : l'apathie, l'aboulie et l'irritabilité. L'intelligence et la mémoire restent intactes. L'encéphalopathie addisonnienne (1) est caractérisée par la confusion mentale ou le délire onirique avec agitation extrême, ou le délire systématisé, ou la mélancolie ou la torpeur avec subdélire continu, se terminant par le coma. Ces symptômes s'accompagnent de phénomènes moteurs (épileptiformes ou pseudo-méningitiques).

Le liquide céphalo-rachidien hypertendu et quelquefois hémorragique est toxique (injecté au lapin, il élève la pression artérielle).

III. *Troubles gastro-intestinaux.* — Les addisoniens n'ont aucun appétit et s'ils se forcent à manger, aussitôt des nausées apparaissent. L'anorexie aboutit, par la suite, au dégoût de tous les aliments. Les vomissements sont fréquents, faciles et spontanés. Au réveil, le malade est souvent pris de pituite (liquide muqueux, filant et incolore). Plus tard, des vomissements alimentaires (2) surviennent à toutes les heures de la journée, s'accompagnant

(1) KLIPPEL. *Revue neurol.*, 1899, t. II.

(2) Les vomissements sont signalés 74 fois sur 127 dans la statistique faite par JACCOUD dans son *Dictionnaire* (loc. cit.).

de douleurs épigastriques et laissant, à leur suite, une sensibilité assez vive à la pression de la région épigastrique.

J'ai déjà signalé les crises douloureuses solaires : celles-ci peuvent s'accompagner de crises gastriques comme dans le tabes avec leur cortège de vomissements fréquents et rebelles, de diarrhée avec tendance au collapsus; ces crises peuvent durer plusieurs jours et se terminer par la mort.

Du côté de l'intestin, la constipation est la règle : elle peut s'accompagner de crises douloureuses avec météorisme comme dans les péritonites. La diarrhée remplace la constipation à la phase cachectique de la maladie.

Notons enfin, quelques troubles plus rares : sialorrhée, polidypsie et boulimie au début, haleine cadavéreuse (1) ou acétonémique; hématémèse (2), rate et foie légèrement augmentés de volume.

Parmi les signes qui restent à décrire, considérés comme secondaires par les classiques, certains d'entre eux offrent une grande importance pour les discussions pathogéniques qui nous intéressent spécialement.

IV. *Troubles génitaux.* — Les troubles génitaux me paraissent beaucoup plus importants qu'il n'est publié dans les traités classiques (3). J'ai observé

(1) Guermonprez, *Th. de Paris*, 1875.

(2) Cette constatation clinique doit être rapprochée de la constatation anatomique fréquente d'ulcérations gastro-intestinales chez les animaux décapsulés.

(3) René Porak, Mémoire inédit déposé à l'Assistance publique de Paris pour le concours de médaille d'or de l'internat :

Obs. II. — Troubles des menstrues et de l'accouchement.

Obs. III — Malade réglée à vingt ans. A vingt et un ans, pertes rouges quotidiennes. A vingt-deux ans, les règles s'espacent et disparaissent complètement.

Obs. V. Réglée à quatorze ans et demi. Règles douloureuses jusqu'à vingt-neuf ans. Accouchement difficile. Hémorragies après l'accouchement Maladie d'Addison apparait peu de temps après l'accouchement.

Obs. VI. — Réglée à vingt ans. Règles régulières, mais peu abondantes et s'accompagnant de douleurs hypogastriques.

Obs. VII. — Réglée à seize ans. Pas d'enfants.

un cas, à début ovaro-sympathique, évoluant deux ans avant que le syndrome ne se complète par l'atteinte des surrénales : à l'occasion du deuxième accouchement, la malade en question présenta une asthénie extrême et des taches pigmentaires au niveau des coudes et du sein droit.

L'atteinte fréquente de l'ovaire est incidemment signalée dans un grand nombre d'observations anciennes (1).

Plus récemment, des cas suivis de près montrent la disparition et la réapparition des règles suivant les périodes d'aggravation ou d'amélioration de la maladie d'Addison (2).

La grossesse au cours de la maladie d'Addison est suivie d'avortement d'une part et d'aggravation de la maladie d'Addison d'autre part (3).

Chez l'homme, l'impuissance est la règle.

Les *troubles urinaires*, qui existent dans l'insuffisance surrénale aiguë (4), manquent dans la maladie d'Addison ; le volume des urines varie suivant l'état du malade, il diminue en cas de vomissements ou d'aggravation des symptômes cardinaux. Pas d'albuminurie (la tuberculose rénale ne coexiste pas avec la maladie d'Addison). L'hémoglobine, l'indican et l'urobiline ont été trouvés dans les urines. L'acétone existe au cours du coma terminal.

Echanges nutritifs. — Les résultats les plus con-

(1) Par exemple, obs. CXVIII de JACCOUD dans le *Dictionnaire* cité.

(2) PENDE. *Capsule surrénale*. Naples 1910. — WOLLBRACHT et SAUNDBY signalent l'absence de menstruation chez une jeune addisonnienne. — Inversement au cas de Pende, le Dr GUTMANN me signale l'observation d'une femme atteinte de maladie d'Addison avancée, jusque-là très améliorée par le traitement, chez qui les deux dernières périodes menstruelles se sont accompagnées d'aggravation subite et fébrile de l'état général et de tous les symptômes.

(3) BARLOW-JACQUET

(4) R. PORAK et H. CHABANIER. Altération de la sécrétion rénale après l'ablation des glandes surrénales, *Soc. de biol.*, 25 juillet 1914

tradictoires ont été publiés (1); en dehors des cas rares de tuberculose pulmonaire étendue, les échanges nutritifs étudiés suivant les méthodes actuelles paraissent peu modifiés.

Sang et organes hémolymphatiques. — La diminution des globules rouges et la lymphocytose (2) sont les signes les plus constants. Quelquefois, myélocytose et éosinophilie. La teneur en hémoglobine, est très variable. La résistance globulaire est diminuée (3). Notons enfin la toxicité du sérum sanguin (4) et l'hypoglycémie (5).

Appareil respiratoire. — La tuberculose pulmonaire est cicatricielle ou atténuée et le bacille de Koch ne se trouve pas dans les crachats.

Quand la tuberculose pulmonaire existe, elle siège souvent à la base (6).

Le rythme respiratoire subit des accélérations périodiques ; il se ralentit à la fin de la maladie.

Appareil cardio-vasculaire. — Le signe dont il a été le plus parlé, en France, est le phénomène de la ligne blanche qui apparait une trentaine de secondes après le contact superficiel de la paroi abdominale. Il fut observé pour la première fois (7) dans un cas où des signes méningitiques faisaient penser à un début de méningite. Ce signe a une réelle valeur, mais il n'est pas pathognomonique.

L'hypotension artérielle (8) qui devrait être un

(1) Beutenmuller et Stolzenberg (*Bioch. Zeit.*, 1910, t. XXVIII, p. 2), contrairement aux auteurs italiens, ne notent aucun trouble dans le taux nutritif des addisonniens.

(2) Bittorf. *Die Pathologie der Nebennieren*, Iéna, Fischer, 1908.

(3) Laignel-Lavastine. Cité par Pende.

(4) Murri. Loc. cit.

(5) Porges.

(6) Castellino. *Lezioni di patol. med. di Napoli*, 1904, Studium, 1909.

(7) Emile Sergent. *Insuffisance surrénale*, Maloine

(8) René Porak. *Acad. de méd.*, bulletin du 1er oct. 1918, p. 293. La pression systolique de trois cas oscillait entre 11 et 12 cm. de Hg. Chez une malade seulement la pression est tombée

symptôme de premier plan, si les doctrines concernant l'adrénaline étaient exactes, n'a pas été mise en vedette dans les grands traités classiques. Certains médecins, imbus des idées à la mode, font de toute hypotension, un signe d'insuffisance surrénale, mais cela me paraît dépasser et de beaucoup la saine observation des faits. Sans doute, les addisonniens en phase d'asthénie profonde ou en état de cachexie sont très hypotendus ; l'asthénie ne se limite pas aux muscles striés des fonctions de relation, mais s'étend aux muscles lisses et l'hypotension alors s'explique, sans recourir à une hormone hypertensive ! Si l'addisonnien qu'on soigne à l'hôpital est hypotendu, il y a des mélanodermiques sujets à des crises gastro-intestinales et à des épisodes asthéniques, qui sont clients de consultation externe et dont la pression artérielle est souvent normale. L'un de mes cas avait une hypertension de 18-9 au Pachon, en dehors de toute médication ; j'ai appris que pendant la guerre, au bout de deux semaines, l'évacuation définitive des armées pour maladie d'Addison fut décidée, le malade mourut par la suite subitement ; l'autopsie montra une tuberculose sympathico-surrénale.

Le pouls est très variable, puisqu'il peut osciller entre 64 et 140 à la minute (1), mais il faut tenir compte de l'intoxication adrénalinique qui, jusqu'à présent n'a pas été assez clairement enseignée au praticien.

Deux autres signes ont été signalés : les pulsa-

de 11 à 9 cm. ; celle d'une autre ne s'abaissait pas au-dessous de 15 cm. Enfin, chez deux malades, la pression systolique, en dehors de toute action opothérapique, atteignait parfois 17 cm. de Hg et même une fois 20 cm. La pression diastolique, dans les six cas traités depuis longtemps, était de 7 à 9 cm , chiffres élevés par rapport à la pression systolique Il en résulte que la pression différentielle diminue et que la circulation est gênée. Dans le seul cas non traité, la pression diastolique est de 5 à 6 cm., et la pression différentielle est relativement plus étendue que dans les six autres cas.

(1) René Porak. Mémoire inédit déjà cité. L'une des malades avait 120 pulsations, trois entre 90 et 100, deux entre 70 et 80.

tions énergiques de l'aorte abdominale opposées à la petitesse du pouls radial (1) et l'arythmie cardiaque au stade terminal de la maladie (2).

Température. — La température de l'addisonnien ne s'élève pas comme celle des autres tuberculeux : ou bien, chez le tuberculeux habituel la surrénale neutralise le poison hyperthermisant ou bien la maladie d'Addison est une tuberculose atténuée. Exceptionnellement, la température reste normale (3). La fièvre se produit dans certaines formes à décours rapide ou dans les formes accompagnées d'accès convulsifs (4).

Marche. Durée. Terminaison. — La maladie d'Addison a une marche progressive, aboutissant peu à peu à l'amaigrissement et à la cachexie. Elle offre quelquefois des rémissions d'assez longue durée pendant lesquelles les forces reparaissent en même temps que le teint s'éclaircit sensiblement. La guérison est considérée comme très rare.

La durée (5) moyenne de la maladie d'Addison est de deux à trois ans. Exceptionnellement, la durée est très courte (quelques mois) ou très longue (seize à dix-sept ans). Dans ces derniers cas, les rémissions expliquent la prolongation de la maladie qui est ou bien continue, rémittente ou franchement intermittente.

La terminaison lente de la maladie d'Addison est

(1) NEUSSER. *Noth. Spezielle pathol.*, 1897, Bd XVIII, p. 2-3.
(2) BOSSUET. *Th. de Montpellier,* 1904; dans ces cas, à l'autopsie, lésions de myocardite.
(3) BITTORF, Loc. cit.
(4) GILBERT et GRENET. *Journ. des prat.*, 14 mai 1898.
(5) Voici la statistique de JACCOUD dans le *Dictionnaire* cité :

Dans 11 cas, durée de 3 mois,
Dans 11 cas, durée de 2 ans,
Dans 9 cas, durée de 3 ans,
Dans 4 cas, durée de 4 ans,
Dans 3 cas, durée de 5 ans,
Dans 1 cas, durée de 8 ans,
Dans 1 cas, durée de 9 ans.

la plus fréquente : le cortège habituel de la cachexie se déroule : vomissements incoercibles, diarrhée, tachycardie, hypothermie, odeur cadavéreuse, stupeur, coma.

D'autres fois, la mort est rapide et rappelle les faits expérimentaux d'ablation totale bilatérale des surrénales : cette insuffisance aiguë est souvent déclenchée par une infection intercurrente, une fatigue, une chloroformisation ou un traumatisme (1), et se manifeste par une diarrhée profuse, un état cholérique accompagnés de douleurs abdominales violentes, de crampes, de sueurs froides, d'oligurie, de tendance au collapsus.

Enfin la mort subite (2) est une terminaison de maladie d'Addison : le sujet, par exemple, se soulève sur son lit et meurt : quelques prodromes annoncent quelquefois ce dénouement (dyspnée, cyanose, mouvements convulsifs).

Formes cliniques. — I. La maladie d'Addison se caractérisant par l'atteinte de l'appareil sympathico-surrénal, quel que soit le début et l'évolution de la lésion, on comprend que la succession et le développement de chaque symptôme soit très variable.

II. L'appareil organo-végétatif varie avec l'âge, et les réactions à la tuberculose ou à la syphilis du sympathique seront différentes dans la jeunesse et chez le vieillard.

III. Enfin, tout se tient dans le système endocrine et dans le système nerveux, et les altérations ou les compensations peuvent entraîner des troubles bien au delà des limites assignées à la maladie d'Addison.

I. Formes suivant la précocité et l'intensité des symptômes addisonniens. — Normalement, l'asthénie précède la mélanodermie et les troubles gastro-

(1) Ménétrier et Oppenheim, Doléris et Malartic. — Voir pour plus de détails, l'insuffisance surrénale aiguë dans le *Traité* de E. Sergent.

(2) Pour Boinet, s'observe 3 fois sur 10.

intestinaux. Dans certaines formes à prédominance gastro-intestinale et douloureuse, la mélanodermie apparaît plus tardivement. Dans d'autres cas enfin, la mélanodermie apparaît précocement : par exemple, dans un cas classique, la pigmentation s'était montrée à la face d'abord, puis au reste du corps, quinze mois avant les premiers symptômes d'asthénie.

Une mention spéciale (1), doit être faite de l'addisonisme (2) : il s'agit de tuberculeux, présentant de petits placards disséminés, teinte café au lait, aux parties latérales du cou, autour du mamelon, sur les épaules; anémie, fatigue et hypotension, sont plus développées que chez les tuberculeux habituels. Ces malades sont menacés de mort subite comme les autres addisonniens.

Une particularité pigmentaire curieuse est le vitiligo associé à la pigmentation.

II. Formes suivant l'age. — Chez l'enfant, la maladie d'Addison débute par des troubles gastro-intestinaux, la diarrhée se substitue à la constipation presque constante au début de la maladie d'Addison chez l'adulte.

La pigmentation est très marquée, les ongles et la chevelure blonde, par exemple, noircissent rapidement.

L'évolution est courte. A une période avancée, on note comme toujours chez l'enfant, une prédominance des manifestations nerveuses (convulsions, mouvements choréiformes). La mort est subite ou rapide, avec syndrome péritonitique (3). Un seul cas de guérison a été publié en France (4).

Chez l'adolescent, la maladie d'Addison s'accompagne de signe d'infantilisme que l'opothérapie surrénale améliorerait (5).

Chez le vieillard, l'asthénie et la somnolence do-

(1) Martineau. Thèse citée.
(2) Laffite et Moncany. — Boinet.
(3) Netter et Nattan-Larrier.
(4) Variot.
(5) Castellino, Loc. cit.

minent le tableau clinique. La pigmentation est peu marquée. La mort survient dans le marasme.

III. Formes associées. — Le sympathique abdominal est seul touché dans la maladie d'Addison typique, son atteinte peut prendre une extension beaucoup plus grande, telle cette observation où se développèrent successivement la chlorose, la maladie de Basedow et la maladie d'Addison, toutes maladies dépendant du sympathique (1).

D'autre part, les corrélations entre glandes à sécrétion interne donnent une nouvelle raison d'association entre divers syndromes. Les associations de la maladie d'Addison et de la maladie de Basedow ou de l'insuffisance génitale (2), sont les

(1) Moutard-Martin et Malloizel (*Soc. méd. des hôpit.*, 1903) signalent « un cas de maladie de Basedow avec symptômes addisonniens »., — Boinet (L'addisonisme, *Arch. gén. de méd.*, 1904, p. 2.349) signale le deuxième cas. — Murri. Loc. cit. — G Etienne (*Soc. méd. des hôpit. de Paris*, 24 juin 1910, p. 824) insiste sur les rapports de la dysthyroïdie et de la dyssurrénalie, « la modification fonctionnelle des surrénales paraît nettement sous la dépendance de l'intoxication dysthyroïdienne, puisque, en quinze jours, la pigmentation bronzée s'est très remarquablement atténuée sous l'action du sérum de chèvre éthyroïdée pour s'accentuer de nouveau tout aussi rapidement avec la cessation de l'intervention de ce sérum ». Un cas tout différent est décrit dans le mémoire suivant : A Sirédey et Mlle de Jong. « Goitre exophtalmique avec pigmentation généralisée. » La dyssurrénalie est loin d'être nettement mise en évidence dans cette observation « Il faut bien se souvenir que nous n'avons relevé, chez notre malade, aucun signe net d'insuffisance surrénale... la faiblesse qu'elle accuse est suffisamment expliquée par les troubles circulatoires dépendant de la maladie de Basedow... » ... « Il serait donc plus rationnel de mettre en cause ici l'influence, encore mal connue, de certaines altérations du grand sympathique qui auraient provoqué à la fois la maladie de Basedow et la mélanodermie. »

(2) Voir surtout : Marcel Sourdel. Contribution à l'étude anatomo-clinique des syndromes pluriglandulaires. *Th de Paris*. 1912. — A titre d'exemple, nous ne saurions mieux faire que de résumer une observation de H. Claude et Gougerot : Homme de quarante-cinq ans qui, à la suite d'une atrophie des testicules et des organes génitaux, présenta des symptômes de tétanie, puis de l'œdème, de l'albuminurie, de l'asthénie ; dans les mois qui précédèrent la mort par tuberculose pulmonaire, d'autres troubles survinrent : un épaississement très appréciable de la peau, une

plus connues. L'infiltration des téguments, notamment des paupières, signalée dans la maladie d'Addison, relève peut-être d'insuffisance thyroïdienne. Plusieurs maladies pour lesquelles les altérations du sympathique ou des glandes endocrines ont été tour à tour invoquées, se trouvent aussi associées à la maladie d'Addison, par exemple : la maladie de Paget, la maladie de Recklinghausen, la sclérodermie, le diabète bronzé.

Pronostic. — L'opinion généralement admise est la gravité fatale de la maladie d'Addison. Il y aurait à côté des cas mortels, des syndromes addisonniens complets relevant de l'intoxication digestive et très faciles à traiter et à guérir (1).

Diagnostic. — Le diagnostic n'est vraiment délicat qu'aux périodes initiales de la maladie, périodes pendant lesquelles l'asthénie se développe insidieusement. Le praticien qui n'a pas l'attention attirée sur la maladie d'Addison, maladie relativement rare, pensera au diabète et, en l'absence de glycosurie, se contentera du diagnostic de neurasthénie (2). C'est à ce stade qu'il pourra être intéressant de rechercher certains symptômes tels que la mélanodermie provoquée, et de pratiquer ergogrammes et épreuves glandulaires. Malheureusement, ces deux dernières recherches ne peuvent être menées à bien que dans une clinique bien organisée, elles sont impossibles pour le praticien qui n'a ni l'instrumentation, ni le temps nécessaires à de telles recherches.

L'examen du malade à l'ergographe de Mosso ou de Jean Camus est un excellent procédé de diagnostic; « ce qui caractérise essentiellement l'addi-

pigmentation cutanée s'étendant aux muqueuses, de l'hypotension et une asthénie extrême ; à l'autopsie, lésions tuberculeuses des surrénales, du corps thyroïde et des organes génitaux.

(1) Grawitz. Déjà cité.

(2) Dufour et Rogue de Fursac (*Revue neurol.*, 1899, t. II) rattachent souvent la neurasthénie à l'insuffisance surrénale.

sonnien est moins la perte de l'énergie musculaire à déployer dans un effort unique que la disparition plus ou moins complète de la résistance à la fatigue ». Par exemple « alors que le tuberculeux simple peut exercer un travail soutenu (soulever un poids de 1 kilogramme toutes les deux secondes) pendant un certain temps, l'addisonnien, qui au début aura soulevé le même poids à la même hauteur, sera vite épuisé; sa courbe indique une chute rapide » (1).

Les épreuves glandulaires (2), sont basées sur ce fait que les extraits de glandes à sécrétion interne agissent différemment suivant les maladies endocrines. Dans la maladie d'Addison, dans les formes lentes et dans les formes rapides, les réactions aux injections d'extraits hypophysaire et thyroïdien sont anormales : l'action de l'hypophyse (lobe postérieur, Choay), agit sur la pression artérielle et sur le pouls, dans les minutes qui suivent l'injection de façon inverse à l'effet normal (3). L'épreuve thyroïdienne est inverse comme l'épreuve hypophysaire (4).

En présence d'une maladie d'Addison confirmée (5), on éliminera la pigmentation de la grossesse, le hâle solaire (6), la mélanodermie arsenicale et ce diagnostic peut être assez difficile. On le fera d'après l'aspect tacheté de la dermatose qui, généra-

(1) P. LANGLOIS (*Dictionnaire de physiologie* maladie d'Addison) résumant les travaux d'Abelous, Charrin et Langlois.

(2) Henri CLAUDE et René PORAK. — BAUDOUIN, de son côté, a spécialement étudié ces épreuves glycosuriques sous l'influence d'extraits d'organes.

(3) René PORAK. Thèse citée.

(4) René PORAK. Mémoire inédit de fin d'internat déjà cité. Ces épreuves seront complétées par la recherche du signe de H. Claude, *Soc. de biol.*, 1921. — GUILLAUME remarque que la pression minima ne s'élève pas dans l'effort comme chez le sujet normal (inédit).

(5) THIBIERGE (*Soc. méd. des hôpit.*, 24 fév. 1899) fit le diagnostic chez un nègre par les douleurs lombaires l'asthénie et les taches pigmentaires disséminées dans la bouche et sur les lèvres.

(6) A rapprocher les souffleurs de verre, hâlés par le feu.

lement, épargne la face, et d'après les autres signes d'intoxication : troubles oculaires, sécheresse de la gorge, état lichénoïde de la paume des mains et de la plante des pieds.

La phtiriase généralisée en impose parfois pour une maladie d'Addison ; cependant, elle ne s'accompagne pas de taches de la muqueuse buccale ; la coloration est nulle ou faible sur les régions découvertes, la peau est rugueuse par lésions de grattage, enfin la guérison s'obtient rapidement par des soins locaux.

Le diagnostic avec la maladie des vagabonds (1) donnera le change les premiers jours d'hospitalisation ; mais le repos et l'alimentation remettent très vite le malade d'aplomb.

Le diagnostic avec le paludisme chronique se fera par les commémoratifs, par la mensuration de la rate, et surtout par l'examen du sang. La constatation de l'hypertrophie du foie et la présence du sucre dans les urines feront penser à la cirrhose hypertrophique pigmentaire des diabétiques.

Chez certains tuberculeux, particulièrement chez ceux qui ont de la péritonite chronique, il y a souvent de la mélanodermie, mais généralement les muqueuses sont indemnes, l'asthénie est absente et d'ailleurs, il n'est pas impossible que dans ces cas, les glandes surrénales participent à l'infection bacillaire. Des vieillards atteints de diarrhée chronique rebelle ont une pigmentation de l'abdomen et du front, sans être atteints de maladie d'Addison. Le masque dyspeptique n'induira pas en erreur. D'une façon générale, les cachectiques se pigmentent, mais la cachexie est un état terminal et dans les stades antérieurs de la maladie, l'attention du médecin a été attirée sur l'existence d'un cancer, d'une

(1) Pierre MARIE, à propos d'un cas, pense qu'on doit s'appuyer sur la diminution des réflexes pour conclure à la maladie d'Addison, mais HIRTZ (*Médecine moderne*, 21 mai 1902), chez deux malades, a trouvé de l'exagération des réflexes ; j'ai retrouvé cette même exagération dans plusieurs cas. Il est donc impossible de se baser sur un signe aussi inconstant.

cirrhose, d'une néphrite ou d'une dilatation du cœur.

Beaucoup d'autres maladies s'accompagnent de pigmentation : les syphilitiques se pigmentent et comme leurs surrénales sont souvent atteintes, il faut songer, lorsque la pigmentation s'étend, à une complication surrénale de la syphilis.

Des maladies nerveuses(1) (par exemple, la maladie de Recklinghausen et la pellagre) s'accompagnent de pigmentation, sans que, dans la généralité des cas, on n'admette l'insuffisance surrénale.

Il importe, enfin, d'insister sur les lésions de l'ovaire qui s'associent, le plus souvent, à la maladie d'Addison. Il est intéressant de signaler qu'une lésion de l'ovaire peut, à elle seule, simuler la maladie d'Addison, telle cette observation de dégénération kystique des deux ovaires simulant la maladie d'Addison et guérissant par l'extirpation des ovaires (2).

Notons, enfin, que la pigmentation des muqueuses n'est pas pathognomonique; des sujets normaux (Roumains, Tziganes) et d'autres malades (saturnins) la présentent.

Pathogénie. — Addison a fait œuvre de clinicien et s'est contenté de poser le problème pathogénique sans le résoudre : « Tout en pensant que dans certains cas, il est impossible de ne pas considérer les altérations de ces couleurs, subies par le malade, comme le résultat de la lésion des capsules. et probablement de cette lésion seulement; nous savons toutefois que ces organes sont très voisins du plexus solaire et des ganglions semi-lunaires et sont même en contact avec ces parties qui leur envoient un grand nombre de nerfs; qui peut dire quelle influence, le contact de ces organes malades, peut avoir sur ces grands centres nerveux, et quelle

(1) Vulpian. Pigmentations dans les maladies nerveuses, *Th. de Paris*, 1896.
(2) Neusser. Cité par Pende.

part, les effets secondaires peuvent prendre dans la production de troubles de la santé générale et des autres symptômes observés. » Les successeurs d'Addison se sont quelquefois écartés du problème si nettement posé.

Théorie sanguine (1). — La maladie bronzée d'Addison serait une espèce nouvelle d'anémie à introduire dans le cadre, déjà si étendu, des maladies chroniques qui appartiennent à cette classe. « Tous les symptômes généraux qu'on y observe, se réduisent en dernière analyse, à ceux de l'anémie la plus profonde. »

Cette théorie ne fut pas admise longtemps; on en trouve la preuve dans un Traité classique (2): « Il paraît résulter de l'ensemble des faits observés, que la maladie bronzée n'est pas une anémie, mais une asthénie (mélanodermie asthénique ou asthénie surrénale). »

Les modernes ne retiennent rien de la théorie sanguine, sinon l'état d'auto-intoxication. Mais celui-ci n'est pas dû aux lésions des organes hématopoiétiques et paraît en rapport avec l'insuffisance surrénale, comme nous l'exposerons dans la théorie glandulaire et dans la théorie mixte.

Théorie nerveuse. — La malade d'Addison est le résultat d'une altération du système nerveux sympathique. La substance médullaire des surrénales est un appareil dépendant du système nerveux abdominal. Dans la maladie d'Addison, les ganglions semi-lunaires sont dans un état permanent d'excitation. En vertu de la transmission réflexe, cette excitation qui arrive aux ganglions par les nerfs surrénaux, impressionne par la voie efférente de l'arc diastaltique, les différents viscères abdominaux.

(1) Trousseau. *Clinique médicale de l'Hôtel-Dieu*, 1862, t. II, p. 684. — A rapprocher la théorie de Germain Sée et Debove qui donnait à la maladie d'Addison une origine cachectique.

(2) Max Durand-Fardel. *Traité pratique des maladies chroniques*, 1868.

L'asthénie s'expliquerait parce que l'état du sympathique retentit sur le système nerveux central. A l'excitation du plexus solaire répond l'asthénie du système nerveux central (1).

THÉORIE GLANDULAIRE (2). — Cette théorie a été soutenue par des physiologistes qui ont comparé la maladie d'Addison aux insuffisances surrénales expérimentales, après décapsulation double totale. Bien que ces résultats ne rappellent que de très loin, l'évolution des symptômes de la maladie d'Addison, nous retiendrons quelques faits ; après décapsulation, l'animal meurt rapidement ; le sang de cet animal est toxique pour un animal récemment opéré, tandis que la transfusion du sang d'un animal sain, retarde la mort.

La mort des animaux décapsulés est beaucoup plus rapide si ces animaux exécutent un travail musculaire (3).

(1) JACCOUD, Article du *Dictionnaire* cité. — VIRCHOW (*Pathologie des tumeurs*, 1871, t. III, p. 146), après avoir montré que la maladie d'Addison n'est pas toujours en rapport avec la tuberculose, la syphilis ou le carcinome des surrénales, après avoir montré que la maladie bronzée n'est pas due à la tuberculose seule, indépendamment de son siège, conclut qu'il n'y a qu'une possibilité. « C'est qu'il n'y ait à s'en prendre ni au processus, ni à l'organe, mais bien, et d'une manière décisive, au rapport de l'organe avec d'autres parties, surtout avec les parties voisines et probablement avec les grands plexus nerveux épigastriques. » ... Et il poursuit : « Si je suis particulièrement enclin à partager l'idée d'une maladie des nerfs, c'est qu'on a observé plusieurs fois des changements très considérables de coloration de la peau dans des affections du pancréas qui est l'organe le plus voisin des capsules. — LANCEREAUX, Loc. cit. « Ainsi, la lésion du système nerveux sympathique abdominal et non celle des capsules surrénales est la condition pathogénique du syndrome connu sous le nom de maladie d'Addison, et l'explication de la fréquence de cette maladie, dans la tuberculose des capsules surrénales et celle de sa rareté dans les autres désordres du même organe, se trouve dans la tendance toute particulière que possède le tubercule à envahir les cordons nerveux. »

(2) BROWN-SÉQUARD, *Arch. gén. de méd.*, 1856 ; — *Moniteur des hôpit.*, 1856.

(3) P. LANGLOIS (*Th. de doctorat ès sciences*, 1897, p. 23) montre que le poison résultant du travail musculaire et neutralisé par la surrénale a quelque analogie avec le curare. Langlois insiste

La théorie glandulaire n'explique pas tous les symptômes de la maladie d'Addison et les partisans de cette théorie reconnaissent que « les troubles gastro-intestinaux très inconstants dans leurs effets et dans leur forme se rattachent très souvent aux lésions concomitantes des différents organes voisins et non aux altérations des glandes surrénales (glandes lymphatiques, plexus) ».

Il faut donc surtout souligner dans la théorie glandulaire, le rôle direct ou indirect des surrénales dans la désintoxication et la défense de l'organisme. Les modifications histologiques et humorales, qui se produisent dans l'immunisation, donnent une nouvelle force à cette théorie ancienne (1).

Théorie mixte (2). — Les relations intimes des surrénales et du plexus solaire, dont l'anatomie pathologique prouve l'importance, amènent à penser que la théorie mixte est la seule défendable à notre époque. Un point de vue physiologique, éclairé par des expériences récentes, permet d'ouvrir des vues pathogéniques plus nettes actuellement qu'autrefois.

Pour comprendre l'ensemble des faits, les cas cliniques resteront présents à l'esprit ; la maladie d'Addison, en effet, n'évolue pas d'une manière toujours semblable à elle-même. Le processus inflammatoire progresse du sympathique aux surrénales

aussi sur la toxicité de l'extrait musculaire de grenouilles acapsulées ou tétanisées, la toxicité du sang des animaux acapsulés pour les animaux de même espèce et l'action antitoxique du tissu des capsules surrénales.

(1) P. Mulon et René Porak. Loc. cit.

(2) La théorie actuellement classique est celle de E. Sergent et de Léon Bernard : l'asthénie relève de l'insuffisance surrénale et la mélanodermie d'une irritation du sympathique. Cette théorie exacte, dans certains cas, est trop schématique et ne peut expliquer tous les faits. — Pour Sézary (*Presse méd.*, 9 avril 1921), la théorie sympathique de la mélanodermie est inacceptable. « Pour nous, dit-il, en effet, la pigmentation du type addisonnien traduit une altération de la nutrition liée à certaines dysfonctions endocriniennes. La peau trahit certains troubles fonctionnels des glandes à sécrétion interne qui agirent sur elle non pas par l'intermédiaire du système nerveux, mais par les modifications humorales qu'ils entraînent (insuffisance des hormones).

ou des surrénales au sympathique; des poussées inflammatoires irritent passagèrement glandes et appareil nerveux. La sclérose et l'atrophie du sympathique abdominal ne peuvent s'accompagner des mêmes symptômes que les poussées inflammatoires. Le mode de propagation et la durée de celui-ci jouent aussi un rôle capital; des glandes accessoires des surrénales s'hypertrophient en cas de lésions très progressives des deux glandes principales et l'organisme recouvre son équilibre un moment troublé; une certaine instabilité persiste; les glandes accessoires suffisent à remplir leur fonction dans des conditions de vie réduites; surviennent : infection, traumatisme, ébranlements moraux, l'insuffisance glandulaire éclate de nouveau. L'un de mes malades s'acquittait bien d'une besogne journalière régulière; il partit au début de la guerre de 1914, et après quelques semaines, dut être définitivement renvoyé à son foyer, tant l'asthénie s'était accrue! Après un repos d'un mois, il reprit son travail et l'équilibre était rétabli, quand il fut atteint d'un abcès, à la suite d'avulsion de dents qui déclancha l'insuffisance surrénale aiguë dont il mourut.

Donc, les symptômes de la maladie d'Addison ne comportent pas une pathogénie univoque; tout dépend de l'état fonctionnel des surrénales et du sympathique, et cet état varie suivant l'évolution de la tuberculose, de la syphilis ou du cancer sympathico-surrénale. Le rôle des surrenales et du sympathique est mieux compris aujourd'hui qu'il y a quelques années. L'engouement pour l'adrénaline, bien compréhensible, lorsqu'on songe aux nombreuses propriétés physiologiques de ce poison, fit aiguiller vers des conceptions pathogéniques que nous savons aujourd'hui erronées; l'adynamie et l'hypotension artérielle relevaient du défaut d'adrénaline, l'adrénaline étant l'hormone chargée, par l'intermédiaire du sympathique, de maintenir le tonus des fibres musculaires lisses et striées.

Or, actuellement, l'adrénaline n'est plus une hormone, mais une substance de déchet que l'organisme oxyde, afin de n'être pas empoisonné. La glande médullaire surrénale se charge d'excrétion et non de sécrétion. Si cette glande fonctionne mal la toxicité du sang augmente et les substances toxiques s'accumuleront ou s'élimineront par d'autres voies.

La glande corticale, longtemps négligée des physiologistes, devrait comporter une signification biologique importante, depuis qu'on étudie le rôle des lipoïdes dans l'organisme. La surrénale est après le cerveau l'organe le plus riche en lipoïdes; un travail lipoïdolytique et lipoïdogénique s'accomplit en elle (1); certains lipoïdes paraissent jouer sur place un rôle important, d'autres sont sécrétés au dehors (2). Il semble que dans toutes les infections et dans toutes les intoxications les lipoïdes surrénaux aient un rôle de sauvegarde (3). L'insuffisance de la corticale aboutirait donc comme l'insuffisance de la médullaire à une intoxication.

A titre d'hypothèse, il est permis de se demander si les lipoïdes surrénaux ne vont pas remplacer dans les centres nerveux les lipoïdes hors d'usage. Si pareil cycle était démontré, on comprendrait que la surrénale ait sur les centres nerveux une action dynamogénique (4).

Les glandes surrénales paraissent avoir aussi une fonction pigmentaire : les cellules de la zone réticulée absorbent les grains de pigments et les transforment (5). La mélanodermie peut être exagérée chez un sujet pigmentable quand la surrénale est insuffisante...

(1) Pende. Loc. cit.

(2) René Porak et Alfred Quinquaud. Teneur du sang veineux surrénal en cholestérine dans diverses conditions expérimentales, *Soc. de biol.*, 18 juillet 1914.

(3) P. Mulon et René Porak, Du rôle de la corticale surrénale dans l'immunité, *Soc. de biol.*, 4 juillet 1914.

(4) Pende. Loc. cit.

(5) M. Lucien et J. Parisot. Loc. cit.

Le sympathique est, aussi bien que les surrénales, l'objet d'études récentes attentives (1) : il fait partie du système organo-végétatif qui règle le fonctionnement des viscères. Toute atteinte d'un segment sympathique s'accompagne de réactions inverses du système parasympathique; un état de souffrance locale par ébranlement de proche en proche se transmet au loin. Enfin, l'hypothèse ne paraît pas osée qu'une lésion sympathique dans un métamère, s'accompagne de modifications inverses ou autres dans les métamères voisins. Cette hypothèse, jointe à l'équilibre admis entre sympathique et parasympathique, permet de grouper les symptômes beaucoup mieux que la conception tout d'une pièce de la vagotonie et de la sympathicotonie (2). C'est ainsi, par exemple, qu'une sclérose avec atrophie complète des ganglions et du plexus cœliaque, s'accompagnera d'hypervagotonie gastro-intestinale et les troubles gastro-intestinaux relèveront à la fois d'atonie sympathique et de vagotonie localisées, les segments supérieurs et inférieurs du corps pouvant réagir de façon diverse à l'altération du sympathique abdominal.

Cela dit, voyons de quelle façon il est possible de comprendre, à titre provisoire, les principaux symptômes de la maladie d'Addison.

La mélanodermie a tour à tour été attribuée, soit aux altérations du sympathique, soit aux lésions des glandes surrénales. Les arguments en faveur des deux thèses ne manquent pas. La pigmentation s'observe dans différentes affections nerveuses, indépendante des surrénales : tel, par exemple, ce névropathe chez qui des taches pigmentaires

(1) GUILLAUME. La place occupée par le sympathique et ses systèmes associés dans la pathologie humaine. *Ann. de méd.*, mars 1921, t. IX, n° 3.

(2) COURRAU (*Th. de Bordeaux*, 1911) expose les expériences de Jean GAUTRELET établissant l'insuffisance du sympathique après décapsulation. La décapsulation ne ressemble en rien au mécanisme de la maladie d'Addison et nous ne pouvons faire fond dans le présent travail sur ces expériences. J'en parlerai en traitant de l'insuffisance surrénale aiguë.

de la face et de la bouche variaient d'intensité suivant son humeur (1). Inversement, après l'ablation des surrénales, dans quelques expériences, des taches pigmentaires ont été constatées (2). Aucune donnée décisive ne permet de trancher entre ces deux théories opposées. Un fait précis est cependant à relever : lorsqu'on place à l'étuve un fragment de peau saine et un fragment de peau d'insuffisant surrénal, ce dernier fragment se pigmente avec une beaucoup plus grande intensité (3). Donc, ou bien le pigment addisonnien (genre mélanine) est un pigment d'origine sanguine déjà modifié par les surrénales, mais incomplètement du fait de l'insuffisance surrénale, ou les capsules surrénales sont très lésées et les produits de désintégration des matières albuminoïdes (tyrosine et ses dérivés) ne sont plus utilisés pour la formation de l'adrénaline, restent fixés dans la peau et s'y transforment sous l'influence des oxydases en pigments mélaniques (4). La peau exercerait une sorte de suppléance à l'égard de la couche réticulée des surrénales. Une objection est tirée de ce que les cas les plus bénins ne sont pas les plus pigmentés, mais, on pourrait répondre que ce sont aussi ceux où les accessoires se sont le mieux développées.

Toutes ces explications ne sont pas définitives et on peut admettre à côté du rôle de l'insuffisance surrénale une intervention du système nerveux (5).

(1) RAYMOND. Cité par PENDE.

(2) NOTHNAGEL (dans 3 cas), TIZZONI (dans 13 cas) ont observé de la pigmentation de la peau du lapin décapsulé. F. et S. MARINO ZUCCO notent chez le lapin, de quatorze à vingt-quatre jours après capsulectomie unilatérale, des taches pigmentaires. AUTTOTS, chez la grenouille, voit après vingt-quatre heures la peau de jaune clair devenir noirâtre. Cette teinte s'atténue par l'injection d'adrénaline. Chez la grenouille, l'existence de chromatoblastes richement innervés, permet d'admettre aussi une inhibition nerveuse.

(3) MEIROWSKI. Cité par

(4) M. LUCIEN et J. PARISOT. Loc. cit.

(5) Voir notamment une observation de R. A. GUTMANN et DALSACE (*Soc. Méd. Hôp. Paris*, 8 Juillet 1921) qui montre une mélanodermie, élément d'un syndrome de dystrophie sympathique.

Pour expliquer l'inconstance de la mélanodermie après surrénalectomie, il faudrait admettre une constitution spéciale favorisant chez certains sujets l'apparition de la mélanodermie (1).

L'*asthénie addisonienne* est due ou bien à l'auto-intoxication que de nombreuses expériences démontrent en cas d'insuffisance surrénale expérimentale ou bien à la diminution de la lipoïdogénèse de la corticale ou bien à l'inhibition du système nerveux. Ces différents mécanismes interviennent peut-être à des degrés divers dans chaque cas clinique. Mais l'allure de l'asthénie est si particulière qu'il semble nécessaire encore actuellement d'en rester à une cause univoque, celle de l'auto-intoxication spécialement en rapport avec la fatigue musculaire. On a comparé la fatigue aux infections et aux intoxications, et l'entraînement musculaire à l'immunité acquise. Le rôle des surrénales étant reconnu dans l'immunité en général, il est naturel que ce même rôle s'applique à la défense de l'organisme contre les poisons d'origine musculaire.

Troubles gastro-intestinaux. — Certains syndromes relèvent sans doute possible du travail inflammatoire dont le système sympathique abdominal est le siège. Les crises solaires typiques qui éclatent si souvent, sont de ce nombre.

La vagotonie métamérique explique d'après les auteurs modernes, la constipation habituelle, l'anorexie, les nausées, surtout le matin à jeun, allant parfois jusqu'à constituer un véritable état nauséeux, la facilité des vomissements (2).

L'auto-intoxication joue aussi vraisemblablement un rôle par exemple dans la diarrhée de la phase cachectique.

Cette description fera comprendre, comment les symptômes de la maladie d'Addison relèvent d'une

(1) PENDE, Loc. cit.

(2) R.-A. GUTMANN, in Emile ROUVIÈRE, Contribution à l'étude des réactions du pneumogastrique dans l'appendicite chronique, *Th. de Paris*, 1921.

pathogénie mixte. Est-il possible d'aller plus loin et de faire jouer dans la production de la mélanodermie et de l'auto-intoxication, un rôle plus ou moins prépondérant à d'autres facteurs? J'ai déjà insisté aux chapitres anatomique et clinique sur l'importance de l'ovaire, et il n'est pas douteux qu'aux phases génitales (menstruation, gestation) l'aggravation des symptômes vient de ce que, ovaire et surrénale étant insuffisants, une poussée aiguë d'auto-intoxication se produit, car on peut en effet parfaitement assimiler « le corps jaune à la corticosurrénale et faire du corps jaune de gravidité une corticale surrénale temporaire » (1).

En dehors des signes cardinaux, nous retiendrons les signes cardiovasculaire et les phénomènes nerveux irritatifs :

Signes cardio-vasculaires. — Il était inutile d'invoquer l'insuffisance d'adrénaline pour comprendre l'hypotension; la tuberculose, l'état cachectique suffisent dans presque tous les cas à expliquer le degré d'hypotension qui est loin d'être toujours aussi bas qu'on l'admettait en théorie. Dans la sclérose des ganglions semi-lunaires, l'atonie du sympathique crée nécessairement un relâchement des vaisseaux abdominaux, nouveau facteur d'hypotension.

La tachycardie est souvent d'origine médicamenteuse, mais elle peut provenir aussi d'une hypertonie métamérique du sympathique. En cas de bradycardie (cas très rare à ma connaissance), l'atonie du sympathique ne se localiserait pas au sympathique abdominal comme dans la maladie d'Addison typique, mais se généraliserait comme cela semble se produire dans l'insuffisance surrénale aiguë expérimentale, et la vagotonie l'expliquerait.

Les *symptômes nerveux irritatifs* (contractures et convulsions) s'expliquent par une action toxique sur le système nerveux. Cette action est plus claire en-

(1) P. Mulon. Parallèle entre le corps jaune et la cortico-surrénale chez le cobaye, *Soc. de biol.*, 20 oct. 1906.

core, si l'on admet que les lipoïdes des surrénales agissent sur les centres nerveux; le système nerveux serait atteint de faiblesse irritable et une intoxication même légère suffirait à déclencher des crises épileptiformes ou pseudo-méningitiques.

La mort subite relève d'un mécanisme reflexe. mais le reflexe n'a lieu qu'en cas de vagotonie; alors seulement le système nerveux est à même de la déclencher (1).

Traitement. — Il faut avant tout, essayer de guérir la cause infectieuse (tuberculose, syphilis) qui s'attaque, à la fois, aux surrénales, au sympathique abdominal et accessoirement à d'autres organes).

En cas de processus scléro-gommeux syphilitique, le traitement spécifique est efficace, sinon curateur. Le maniement du mercure et de l'arsenic est délicat et les doses massives, bien entendu, doivent être écartées.

Le traitement pathogénique a peu d'action sur les lésions du sympathique, l'emploi de substances sympathicotoniques (adrénaline) exerce une action passagère sur les fibres et les ganglions périphériques du sympathique, suppléant ainsi ganglions semi-lunaires et plexus solaire. L'adrénaline ne doit être utilisée qu'à titre exceptionnel; médicament d'urgence, de l'atonie brusque du sympathique.

D'autre part, la vagotonie métamérique constante de l'appareil gastro-intestinal sera calmée par l'atropine, mais il faut surveiller l'action toxique (règle absolue dans le traitement de la maladie d'Addison).

La thérapeutique pathogénique a surtout été discutée à propos de l'opothérapie surrénale (2).

(1) R.-A. GUTMANN (L'asthme appendiculaire, *Presse méd.*, 3 nov. 1920). L'hyperexcitabilité bulbaire permanente produite par l'irritation du vague serait la cause basale nécessaire. « La pression du bouton de sonnette déclenche de même la sonnerie, mais il faut que la pile soit chargée. »

(2) A défaut de traitement pathogénique, il faut traiter l'addisonien comme les autres tuberculeux : recalcifiants, lécithine, bains sulfureux, friction, massage, électrothérapie.

L'adrénaline a eu une vogue injustifiée; elle a déterminé des accidents graves, mortels même. Les méfaits de l'adrénaline sont faciles à remarquer en vérifiant, sur le malade, les effets cardio-vasculaires de ce médicament. L'adrénaline étant une substance angiotonique et la glande médullaire surrénale (pour les classiques) une glande angiotonique il importait, dès le début de l'utilisation thérapeutique de l'adrénaline, de suivre son action sur l'appareil cardio-vasculaire des addisonniens.

Quand on injecte de l'adrénaline sous la peau ou dans les muscles, les pressions maxima et minima s'élèvent; les systoles cardiaques deviennent énergiques parfois violentes. Cet effet physiologique intéressant, nous paraît nuisible, en dehors de cas d'urgence ou par injections espacées; la pression brutalement élevée, baisse presque aussitôt, et laisse un myocarde fatigué. Répété systématiquement tous les jours, le traitement par l'adrénaline aboutit à l'épuisement du cœur.

L'adrénaline étend ses méfaits sur les vaisseaux; lorsqu'on renouvelle tous les jours l'injection d'adrénaline, une véritable crampe des vaisseaux périphériques se produit, et la conséquence en est que plus le cœur se fatigue, plus la barrière périphérique augmente. Sur des tracés journaliers, la pression différentielle se réduit progressivement, réalisant les plus mauvaises conditions circulatoires qu'on puisse imaginer (1).

(1) René Porak. L'action cardio-vasculaire de l'adrénaline chez l'homme, *Journ. de physiol. et de pathol. gén.*, 1910, p. 1194; — *Ann. de méd.*, fév. 1920.

Voici deux exemples d'épreuve surrénale tirés de mon mémoire de fin d'internat : Effets comparatifs de l'extrait surrénal total chez G...., addisonnien, et chez L...., sujet normal. L'épreuve a été faite simultanément et dans les mêmes conditions.

1° *Modifications de la pression artérielle.* — G.... les modifications de la pression artérielle débutent vingt-huit minutes après l'injection de 1 centimètre cube d'extrait de médullaire surrénale Choay. La pression artérielle passe de 18-9 à 20-9 (appareil de Pachon).

Au chapitre du diagnostic, j'ai décrit les épreuves glandulaires; j'ai omis à dessein l'épreuve surrénale, car j'ai observé que l'adrénaline, dans les minutes qui suivent l'injection, agissait beaucoup moins chez les sujets sursaturés par un traitement intensif et prolongé que chez les sujets normaux. Les épreuves glandulaires intéressantes, pour le diagnostic, le sont donc aussi pour la direction du traitement : l'adrénaline a créé une sorte d'ankylose du système circulatoire qu'il faut désintoxiquer au plus vite.

Voilà pourquoi l'adrénaline doit être rejetée, sauf cas exceptionnels, du traitement de la maladie d'Addison. D'ailleurs, tout ce que j'ai déjà dit, prouve que l'adrénaline n'est pas une hormone et son emploi opothérapique est une erreur.

La plupart des auteurs ont remarqué que l'extrait total des surrénales agissait mieux que l'adrénaline, pour atténuer la mélanodermie et l'asthénie. Pour être tout à fait logique, il faudrait supprimer la glande médullaire et faire absorber seulement la glande corticale : chez le mouton, les deux glandes se séparent aisément et Choay, sur ma demande, avait préparé des ampoules injectables de l'écorce surrénale; mais je n'avais rien publié sur cette ques-

Lo..., cinq minutes après l'injection de même dose, la pression passe de 19-7 à 29-13.

2° Modifications du pouls :

	Avant l'injection	3 min. après l'inject.	5 min. après l'inject.	22 min. après l'inject.	1 h. 34 après l'inject.	3 h. 30 après l'inject.
G...	92	92	92	90	80	70
Lo..	78	78	116	76	68	70

On peut objecter à cet exemple que G... est un addisonnien hypertendu. Voici le cas d'une addisonnienne hypotendue :

P... Injection de 1 centimètre cube d'extrait médullaire (Choay): les modifications de la pression artérielle débutent trente-six minutes après une injection.

La pression artérielle passe de 10-7 à 12-7.

Le pouls passe de 120 à 94.

Chez une tuberculeuse servant de témoin, la pression artérielle passe de 13-7 à 18-9, et le pouls de 66 à 82.

tion et je crois que ces ampoules ont disparu du commerce, n'étant demandées par personne (1).

La corticale surrénale ainsi débarrassée du poison adrénalinique peut être employée larga manu sans craindre les terribles accidents auxquels expose l'adrénaline et même l'extrait total de surrénal.

Les résultats sont parfois excellents ; on conçoit que la guérison complète ne puisse être obtenue dans certains cas, puisque la lésion du sympathique continue à progresser (2). D'ailleurs, l'opothérapie ne remplace pas complètement la glande vivante, elle apporte des sécrétions achevées, mais elle ne transforme pas les lipoïdes in situ, telle qu'elle paraît le faire normalement (3).

(1) Pendant que ce travail était sous presse, j'ai appris que ces préparations existaient encore et que certains confrères ont eu l'occasion de s'en servir.

(2) E. Sergent (*Bull. gén. de thérap.*, 15 juin 1912). L'opothérapie surrénale « s'adapte bien plus étroitement aux syndromes non addisonniens qui sont des syndromes d'insuffisance surrénale pure ». Je reviendrai, prochainement, sur ce point.

(3) P. Carnot (Opothérapie, *Bibliothèque de thérapeutique* de A. Gilbert et P. Carnot, 1910. p. 490) divise en trois catégories les résultats obtenus :

1° Dans la grande majorité des cas, le résultat thérapeutique fut à peu près nul (Charrin et Langlois, Chauffard, Granger-Stewart, P. Marie).

2° Dans un deuxième groupe (Marie, Maragliano, Widal, Hayem), il y eut amélioration plus ou moins considérable. A retenir surtout le cas de Béclère : il s'agissait d'un jeune homme de vingt-quatre ans, asthénique depuis quinze mois et ayant une pigmentation typique, avec troubles digestifs, vomissements, douleurs lombaires, etc. Le malade, après quatre mois de traitement, guérit complètement. Le sujet fut suivi trois ans ; il n'a plus présenté de symptômes addisonniens ; mais la tuberculose pulmonaire a progressé.

3° Dans un troisième groupe de cas, on peut ranger des faits où la médication a paru nuisible. Foa et Pellacani puis Zucco lui attribuent la mort de leurs malades. Dans un cas de Rendu, il s'agissait d'un tuberculeux atteint de maladie d'Addison, mais non encore très atteint. L'ingestion de glande fraiche de veau à des doses élevées (15 à 20 grammes par jour) coïncida avec l'éclosion d'une néphrite aiguë, avec un œdème des membres inférieurs, de la dyspnée, de la diarrhée, etc. La mort survint en dix jours, par urémie aiguë, alors que le malade n'avait eu auparavant aucun signe de néphrite.

En dehors du traitement pathogénique (1), l'hygiène doit être prescrite par menus détails à l'addisonnien, qui est perpétuellement en imminence d'insuffisance surrénale. La fatigue, les infections, les médicaments sont une menace, dont il faut éviter ou atténuer l'occasion et les effets.

(1) Je n'ai pas cru devoir rappeler le traitement symptomatique (diarrhée, vomissements...) qu'on enseigne dans les cours élémentaires de thérapeutique et qui, bien entendu, s'appliquent à la maladie d'Addison.

ÉTUDE SUR L'ACTION THÉRAPEUTIQUE

DES

EXTRAITS HYPOPHYSAIRES HYPOTENSEURS

L'hypophyse comme la surrénale est constituée par deux portions distinctes, juxtaposées au lieu d'être enveloppées l'une par l'autre. Comme dans la surrénale, l'une des parties a une structure glandulaire et n'a aucun effet physiologique immédiatement constatable à la suite d'une injection. L'autre partie au contraire est un véritable réservoir de substances actives. Comme pour la surrénale, il est impossible actuellement de donner une signification biologique précise à ces substances : sont-elles des sécrétions douées d'une action utile dans l'organisme ou des excrétions destinées à être éliminées dans les meilleurs conditions afin de ne pas nuire au bon fonctionnement de certains organes? Je n'ai pas la prétention de trancher cette question : je tiens seulement dans ce travail à préciser l'action physiologique et l'utilisation thérapeutique de certaines substances accumulées dans le lobe postérieur de l'hypophyse. Mon exposé portera donc sur des faits précis et je ne m'aventurerai dans certaines hypothèses que pour substituer aux notions admises des idées aussi vraisemblables, et dans le but de susciter de nouvelles expériences.

L'ACTION OPOTHÉRAPIQUE PAR LES EXTRAITS HYPOTENSEUX D'HYPOPHYSE N'EXISTE PAS (1). — Le pro-

(1) Mon expérience porte sur l'extrait de lobe postérieur d'hypophyse délipoïdé. Je ne suis pas complètement convaincu de l'effet meilleur des extraits totaux. L. LÉVY (*Soc. de méd. de*

blème le plus important est de savoir si les substances en réserve dans le lobe postérieur de l'hypophyse jouissent d'une action opothérapique vraie. J'entends par opothérapie l'emploi de tissus organiques en thérapeutique en vue de suppléer à la fonction déficiente de ce même tissu chez un malade. Ainsi comprise, l'opothérapie hypophysaire telle qu'elle est appliquée actuellement et avec les extraits dont j'ai l'expérience, n'existe pas. Je n'ai pas trouvé un seul cas d'acromégalie, d'infantilisme ou de syndrome adiposo-génital complètement guéri par l'ingestion d'hypophyse. Bien plus, en me servant de l'extrait du lobe postérieur Choay, j'ai fait des expériences suggestives à ce point de vue sur des lapins. Je séparais pendant quinze jours mâles et femelles. Les femelles étaient soumises quotidiennement aux injections d'extraits hypophysaires; au bout de quinze jours, je mettais en présence un mâle et une femelle. Le mâle gambadait à travers la pièce en tapant énergiquement de la patte postérieure droite sur le

Paris, 10 juin 1921) cite un cas d'obésité colossale avec infantilisme améliorée par l'opothérapie. Aucune conclusion ne peut être tirée puisque l'opothérapie associée (ex-orchitique) a été mise en œuvre. Dans la thèse de Jean-Marie Goudal, il est plus manifeste encore que les succès obtenus en cas de syndrome adiposo-génital soient dus au corps thyroïde adjoint au traitement hypophysaire.

Hutinel et Harvier, F. Dunan (*Presse méd.*, 19 avril 1911, n° 31) : l'hypophyse agirait sur la croissance somatique; je regrette de ne pas avoir eu l'occasion d'observer ces effets si intéressants. Pende (Endocrilogie) emploie l'hypophyse dans l'impuissance génitale avec paroxysme neurasthénique (?). Cushing, Borchards auraient amélioré par l'extrait d'hypophyse la dystrophie adiposo-génitale expérimentale. Cushing cite aussi un cas dans lequel l'obésité diminua, l'aménorrhée disparut et le pouvoir sexuel revint.

D'une façon générale, les médecins abusent des syndromes hypohypophysaires : l'abaissement notable de la pression artérielle, la rapidité du pouls, l'asthénie, les sudations, l'insomnie et l'oligurie ne peuvent, à mon avis, amener au diagnostic d'insuffisance hypophysaire ni autoriser une opothérapie illusoire!

J.-B. Houssaye, dans son étude des polyuries, nie l'action opothérapique et croit, comme je le soutiendrai plus loin, à une action symptomatique.

parquet. La femelle effrayée, fuyait, se blottissait dans un coin. Lorsque le mâle l'avait cernée, une lutte terrible s'engageait. Une de mes femelles creva les yeux du mâle!

La frigidité de la femelle était manifeste et à son autopsie, je constatais des lésions ovariennes notamment des kystes hémorragiques dans tous les corps jaunes. A noter en passant que la frigidité des lapines s'accompagnait d'un certain degré d'adiposité.

La déduction logique de ces expériences serait que les injections à fortes doses d'hypophyses, loin de guérir le syndrome adiposo-génital le crée de toute pièce. A titre d'hypothèse, on peut se demander si l'adiposité et la frigidité en clinique ne résultent pas quelquefois des lésions ovariennes, elles-mêmes déterminées par la désintégration néoplasique ou inflammatoire du lobe postérieur de l'hypophyse. Je ne signale cette hypothèse (1) qu'en manière de réaction contre la conception vraiment trop simpliste des hypofonctions et des hyperfonctions glandulaires. La biologie et la pathogénie sont des sciences complexes qui ne sauraient se modeler sur les vues schématiques encore à la mode. Cette digression entre dans le cadre de mon travail en démontrant le danger d'une opothérapie hypophysaire à haute dose et prolongée, dans l'espoir chimérique de faire régresser un syndrome dit hypophysaire.

Traitement symptomatique. — Si l'opothérapie hypophysaire n'est pas d'une façon certaine réalisable, aucune conclusion ne peut en être tirée sur la nature des produits accumulés dans le lobe postérieur de l'hypophyse; la signification biologique de ces substances échappe encore. Me plaçant au point de vue thérapeutique, je ferai simplement

(1) Les kystes hémorragiques ne sont pas une lésion constante; ils sont favorisés sans doute par une prédisposition spéciale des corps jaunes.

ressortir les principales propriétés physiologiques des extraits utilisables en pratique médicale. Les substances contenues dans le lobe postérieur de l'hypophyse sont, ai-je déjà dit, très diverses. Les médecins et les physiologistes publient des travaux contradictoires : cela tient à ce que le physiologiste prélève lui-même aux abattoirs des glandes hypophyses qu'il triture dans de l'eau physiologique et filtre : le filtrat contient des substances dont l'ensemble agit d'une certaine manière. D'ailleurs, les physiologistes entre eux annoncent aussi parfois des résultats différents suivant le choix de l'animal et suivant le mode et les doses d'injection.

Le pharmacien, notamment Choay, en manipulant, entraîne certaines substances, par exemple, les substances hypertensives, et il reste d'autres substances éminemment actives : ainsi se trouve réalisée une séparation des produits glandulaires et au lieu d'un médicament, on en possède deux.

Dans ce travail j'insisterai sur l'extrait de lobe postérieur Choay et je ferai accessoirement allusion à l'extrait total des physiologistes, que de nombreuses publications ont fait connaître depuis longtemps.

ACTION CARDIO-VASCULAIRE DES EXTRAITS HYPOPHYSAIRES (LOBES POSTÉRIEURS) CHOAY

Action sur la pression artérielle. — L'extrait du lobe postérieur de l'hypophyse (Choay) est un hypotenseur. Les physiologistes qui ont étudié l'hypophyse ont tous trouvé à côté des substances hypertensives des substances déprimant l'appareil cardio-vasculaire (1). Mais les médecins ont pris

(1) En injectant des extraits d'hypophyse au lapin, Oliver et Schäfer, dès 1895, notèrent une élévation de la pression artérielle analogue à celle que produit l'adrénaline.

Howell montra que cette action est attribuable au lobe postérieur. Si les injections sont répétées, l'élévation de la pression artérielle diminue en renouvelant et en rapprochant les injections intraveineuses : il se créerait une sorte d'immunité aux extraits

l'habitude de comparer l'extrait hypophysaire et l'adrénaline et ils ne peuvent plus dissocier l'action de ces deux médicaments. Pourtant, les résultats au cours du traitement sont faciles à observer. Par exemple, trois minutes après une injection intraveineuse de $0^{cm^3}75$ d'extrait hypophysaire (lobe pos-

hypophysaires, SCHÄFER, HALLIBURTON et leurs élèves observent, lors des réinjections, des réactions inverses : l'hypertension fait place à l'hypotension.

SALVIOLI et CARRARO.

Quand on injecte une première fois une dose élevée d'hypophyre, une deuxième dose moindre reste sans effet.

HERRING (*Quarterly Journ. of experim. physiol.*, 1908, vol. I, p. 187). Les réinjections ont un effet plus ou moins marqué suivant le moment où elles sont faites ; d'une façon générale, l'état d'immunité décrit par Howell dure peu de temps.

ETIENNE et PARISOT (*Arch. de méd. expérim. et d'anat. pathol.*, juillet 1908, n° 4) notent aussi une certaine accoutumance.

Toutes ces recherches portent sur les extraits totaux. Je n'ai constaté aucune immunisation avec l'extrait Choay : la constance d'action chez un sujet déterminé doit donc être opposée aux faits signalés par Schäfer et Halliburton et ceux qui ont confirmé leurs recherches. Il est intéressant de remarquer l'apparition des phénomènes hypotenseurs dès que, par manipulation chimique, on essaie d'extraire le principe actif de l'hypophyse.

B. A. HOUSSAYE (*Rev. de la Soc. med. argentina*, 1911, p. [illegible]), qui rappelle les travaux antérieurs de Schäfer et Sw. Vincent et d'Osborn et Sw. Vincent, insiste sur ce fait que l'alcool précipite la substance hypertensive de l'hypophyse et entraine une ou plusieurs substances hypotensives. B. A. Houssaye a publié de magnifiques tracés qui mettent bien en évidence l'action hypotensive de l'extrait hypophysaire (lobe postérieur). Baudouin et Choay ont aussi en France isolé une substance hypotensive de l'hypophyse. J'ai injecté ce produit au lapin dans les laboratoires du doyen Roger et du prof. Gley, et j'ai obtenu des tracés tout à fait superposables à ceux de B. A. Houssaye.

La multiplicité des substances actives contenues dans l'hypophyse a été définitivement démontrée par FÜHNER (*Deut. med. Woch.*, 1913, n° 11).

Le seul fait dont je me porte garant est que l'effet hypotenseur constaté sur les tracés de laboratoire est beaucoup plus important et de durée beaucoup plus longue chez l'homme que chez le lapin. Je n'ai jamais retrouvé la hausse initiale de pression chez l'homme. Par contre, à la suite de l'effet hypotenseur, une légère réaction hypertensive se retrouve quelquefois. Mais en clinique, l'effet dominant, sans doute possible, est l'effet hypotenseur.

térieur) Choay, la pression artérielle passe de 21-10 (appareil de Pachon) à 12-7. L'indice oscillométrique est de 3 avant l'injection et de 1,50 après. Six minutes après l'injection intraveineuse, la pression est remontée à 18-10 et l'indice est de nouveau de 3.

La courbe oscillométrique est variable dans sa forme et dans sa durée suivant la dose du médicament injectée dans les veines et suivant l'individu soumis à cette action. A dose forte, l'hypotension devient extrême sur le maxima aussi bien que sur le minima et l'indice oscillométrique pendant quelques minutes est si petit qu'il est impossible de le mesurer avec la graduation de Pachon.

Pour certaines doses moyennes, la pression maxima et la pression minima baissent beaucoup sans que l'indice oscillométrique ne diminue : dans ces cas, en général, l'hypotension ne tarde pas à se relever.

Voici à titre d'exemple l'effet produit chez une malade par deux injections successives d'extrait hypophysaire (Choay).

HEURE	MAXIMA	MINIMA	INDICE oscillométrique
11 h. 25......	16	9	3,5
11 h. 30......	Injection de 1cmc5 d'extrait hypophysaire (Choay).		
11 h. 45......	14	9	3,5
12 h. 15......	13	8	2,5
13 h. 50......	Injection du même produit à la même dose.		
13 h. 55......	12	6	4
14 h. 4	11	5	5,5
15 h. 30......	12	7	2
17 h.	13	8	2,5
20 h.	16	9	4

Si on injecte des doses élevées, les mêmes courbes qu'après injections intraveineuses se produisent, c'est-à-dire baisse de maxima et minima avec petitesse incomptable de l'indice oscillométrique.

A côté de ces deux types de réactions cardio-vasculaires, notons en un troisième plus rare : baisse de maxima, diminution de l'indice oscillométrique avec minima stable.

Etude du pouls radial (appareil de Mackensie). — En injection intramusculaire l'accélération et le ralentissement du pouls s'observent également. Certains sujets font de préférence des tachycardies, d'autres au contraire de la bradycardie. Les inscriptions graphiques à l'aide de l'appareil de Mackensie après injections intraveineuses d'hypophyse rendent compte de ces variations : aussitôt après l'injection, il se produit de la tachycardie mais cette phase est quelquefois très courte. Le ralentissement du pouls qui est secondaire, a souvent une durée plus prolongée que la tachycardie : son apparition est constante et c'est le symptôme qui chez certains sujets domine la scène.

Quant au pouls veineux, il est accru de netteté, sinon d'amplitude, ce qui est une manifestation de l'hypotension artérielle comme on peut le voir dans l'inhalation de nitrite d'amyle.

En expérimentant chez le lapin, à dose plus forte, sous le contrôle électrocardiographique, on observe les mêmes phénomènes dans le même ordre avec en plus des signes d'intoxication myocardique : extrasystoles auriculaires et ventriculaires (que nous avons aussi sur certains tracés de l'appareil de Mackensie chez l'homme), fibrillation auriculaire et modification profonde de la courbe électrique normale (1).

Après injection intramusculaire d'hypophyse, les résultats sont du même ordre qu'après injection intraveineuse. Il faut tenir grand compte du nervosisme du sujet : le pouls d'une névropathe, par exemple, s'éleva en quelques minutes de 80 à 116! Le système nerveux de l'homme civilisé offre parfois une grande réactivité : peut-être qu'une piqûre de la peau sans injection eût déterminé à elle seule

(1) Daniel Routier. *Th. de Paris*, 1914, p. 17 et 31.

chez la malade en question une accélération du pouls.

Variation de l'effet cardio-vasculaire de l'extrait d'hypophyse (lobe postérieur) suivant les individus. — Le discrédit des extraits glandulaires tient d'une part aux préparations très diverses qui circulent dans le commerce et tient aussi d'autre part à ce que le même extrait agit différemment d'un individu à l'autre. Ce n'est pas un fait propre à l'endocrinologie; c'est une loi générale en pharmacodynamie que les médicaments ont une posologie et une activité variable suivant les maladies : il est classique par exemple de signaler la tolérance des tétaniques pour le chloral... Cette loi s'applique simplement aux extraits organiques. J'ai montré par exemple que l'hypophyse Choay agit autrement dans la maladie de Basedow, dans le myxœdème et dans la maladie d'Addison : l'extrait hypophysaire diminue instantanément la tachycardie basedowienne bien qu'il reste sans effet sur des tachycardies d'autre nature. L'extrait que j'étudie, hypotenseur chez la plupart des malades, est hypertenseur dans la maladie d'Addison, il ralentit le pouls dans le Basedow et l'accélère dans le myxœdème (1).

L'épreuve hypophysaire permet en clinique de reconnaître l'origine de l'infantilisme, par exemple, de rapporter aux troubles thyroïdiens le ralentissement de la croissance.

L'acromégale, enfin, est particulièrement insensible à l'effet de l'extrait d'hypophyse : il semble que la glande malade mette en circulation des substances de destruction cellulaire qui immunisent le sujet à l'égard des injections d'extraits préparés avec la même glande.

Dans les syndromes pluriglandulaires, les réactions sont tellement variables qu'elles échappent à toute description; la fréquence de ces syndromes ôte la grande portée clinique qu'auraient les épreuves

(1) René Porak *Th. de Paris*, 1914.

glandulaires si les types cliniques endocrines étaient simples.

La notion de sympathicotonie et de vagotonie rend compte de la réactivité spéciale de l'homme à certains médicaments. Mais elle ne résoud pas complètement le problème de la variabilité d'action des extraits glandulaires. L'ancienne notion des tempéraments, éclairée par nos connaissances sur l'excitabilité nerveuse propre à chaque individu et sur l'état des glandes à sécrétion interne, doit être reprise. Une longue expérience fait connaître aux praticiens, le tempérament de leurs malades. Voilà pourquoi toute médecine dogmatique est fausse et pourquoi l'art médical ne s'apprend pas dans les livres : un an de pratique vaut mieux que dix ans d'études.

En ce qui concerne, la variabilité d'action de l'extrait d'hypophyse, le plus intéressant serait de connaître les conditions dans lesquelles cet extrait exerce une action élective sur certains malades.

J'ai nié l'action opothérapique proprement dite, dans l'état actuel de la science. Peut-être, d'ici peu, des progrès se feront-ils dans cette voie. Cushing, Hutinel et leurs élèves, déjà remarquent une action thérapeutique dans certaines obésités et dans certains troubles de la croissance.

Des résultats meilleurs résulteraient sans doute de l'emploi d'hypophyse de jeunes animaux plus riches en harmozones (hormones agissant sur le développement de l'organisme (1)).

L'extrait hypophysaire qui ne supplée pas nettement à l'insuffisance d'une hypophyse malade, agit certainement sur les autres glandes à sécrétion interne ; par exemple, j'ai vu expérimentalement le débit du sang veineux des surrénales et la teneur en adrénaline de ce sang modifiés par l'injection d'extrait hypophysaire (2) et Hallion (3) a attiré l'atten-

(1) St. Chauvet. *Th. de Paris*, 1914.

(2) René Porak. Les modifications du sang des veines surrénales après l'injection intraveineuse de certains extraits hypophysaires, *Soc. de biol.*, 27 déc. 1913, t. LXXV, p. 693.

(3) Hallion, dans la thèse de A. Delille, 1908, etc.

tion sur ce fait capital que la thyroïde présente une vaso-constriction prolongée à la suite de l'injection d'extrait hypophysaire total.

L'action thérapeutique la plus intéressante de l'hypophyse dans les maladies endocrines s'observe en cas de mal de Basedow. Je ne conseille pas d'instituer d'emblée le traitement hypophysaire. Le repos absolu, le salicylate de soude, l'arsenic, l'iode ou l'hémato-éthyroïdine doivent d'abord être mis en œuvre. Mais dans les formes rebelles, on obtiendra de bons résultats de l'emploi de l'hypophyse. Il m'a paru, dans deux cas, que la guérison n'a pu être obtenue que par l'utilisation simultanée de la radiothérapie et de l'hypophyse (1).

Action de l'hypophyse (lobe postérieur) Choay sur les hémorragies. — Lorsque, avec un scarificateur, on fait une solution de continuité des téguments, on observe un temps de saignement variable suivant les individus; l'aptitude hémorragipare a été mesurée de cette façon. Je me suis servi de cette méthode pour constater l'effet de l'hypophyse sur les hémorragies : dans 17 cas, j'ai comparé le temps de saignement avant et après l'injection intramusculaire d'extrait d'hypophyse (lobe postérieur).

Le temps de saignement est toujours diminué après ce traitement. L'action de l'hypophyse est surtout nette dans les états hémorragipares. Dans un cas d'épistaxis rebelle, le temps de saignement après l'hypophyse dans une première expérience, passe de VII gouttes à IV et dans une deuxième expérience, de IX gouttes à III. L'épistaxis fut arrêtée par le traitement. Dans un cas de métrorragie rebelle qui céda dès la première injection d'hypophyse, le temps de saignement qui était de XI gouttes passa, sous l'influence du traitement, à III gouttes, 15 minutes après l'injection d'hypophyse et il n'y avait encore que III gouttes, 30 minutes après.

(1) Henri Claude, A. Baudouin et René Porak. *Soc. méd. des hôpit. de Paris*, 14 juin 1914.

C'est surtout contre l'hémoptysie que le traitement hypophysaire s'est généralisé. « A partir de l'injection les crachats rutilants, aérés disparaissent. Le malade n'a plus cette sensation particulière, si angoissante, du sang qui sourd dans ses bronches. Il expectore des crachats noirâtres pendant quelques heures encore, mais l'hémoptysie est arrêtée. Chez plusieurs de nos malades, cette action d'arrêt a été définitive. Chez d'autres, l'hémoptysie s'est renouvelée une fois ou deux, les jours suivants, mais chaque fois l'action de la pituitrine s'est manifestée d'une façon aussi rapide et aussi efficace » (1).

Je crois que les injections intraveineuses doivent être réservées aux hémoptysies très abondantes, car l'injection intramusculaire manifeste en quelques minutes ses effets et l'injection intraveineuse bien que sans dangers à dose modérée détermine un effet impressionnant sur l'entourage.

Au point de vue pathogénique, la pituitrine agit peut-être directement sur les fibres musculaires lisses des vaisseaux pulmonaires. Mais aucune preuve n'a été donnée de ce mécanisme. L'action coagulante du lobe postérieur est prouvée (2). Lorsqu'on emploie l'extrait Choay, l'action hypotensive en diminuant l'éréthisme cardiaque et partant l'apport du sang au poumon, favorise, à coup sûr, l'action coagulante du médicament. Enfin, ce mode d'action fait de l'hypophyse Choay le médicament de choix des hémoptoïques hypertendus (3).

(1) Rist, *Soc. méd. des hôpit. de Paris*, 1913. — Carl Wiggers. A physiological investigation in the treatment of hemoptysis, *Arch. of intern. med.*, 1914, vol. VIII, p. 17-38. — F. Bezançon et I. de Jong, *Revue de la tub.*, 1921, n° 1.

(2) P. E. Weil et Boye. Action différente des lobes hypophysaires sur la coagulation du sang chez l'homme et le lapin, *Soc. de biol.*, 23 août 1909, t. LXVII, p. 428. — Livon (*Soc. de biol.*, 1909, p. 618) remarque aussi chez le chien que l'extrait du lobe postérieur seul accélère la coagulation.

(3) Sergent, à propos de la communication de Rist (7), objecte l'emploi de produits hypertenseurs chez les tuberculeux fibreux, souvent hypertendus et anciens syphilitiques, sujets aux hémoptysies.

L'ACTION DE L'EXTRAIT HYPOPHYSAIRE (CHOAY) SUR LE REIN. — 1° *Effet sur la diurèse.* — Le désaccord entre physiologistes et médecins se poursuit sur cette question comme sur celle de l'action cardio-vasculaire de l'hypophyse.

L'école physiologique anglaise (1), a beaucoup insisté sur l'action de l'extrait d'hypophyse totale sur la diurèse qui serait toujours augmentée et voici qu'en France, les médecins vantent l'action de l'hypophyse sur la polyurie ! Le désaccord est plus apparent que réel ; le lobe postérieur total augmente, en effet, la diurèse (2), tandis que le même lobe délipoïdé et purifié est le meilleur médicament de la polyurie. J'ai dressé des courbes de diurèse provoquée après avoir ingéré une même quantité d'eau et les courbes sont de sens inverse, suivant l'emploi de l'extrait total et de l'extrait préparé par Choay. Dès lors, on s'explique l'action thérapeutique qui, au premier abord, paraissait inadmissible.

Dans le diabète insipide, l'effet sur la diurèse est plus apparent que chez un sujet normal : « A 11 heures du matin, par exemple, dans l'observation de Lereboullet et Faure-Beaulieu, après avoir fait uriner le malade, on pratique la première injection ($0^{cc}05$). L'après-midi, le malade n'éprouve ni le besoin d'uriner, ni celui de boire, ce qui ne s'était jamais produit chez lui spontanément. Il est délivré

(1) SCHÄFER et HERING (The action of pituitary extract upon the Kidney. *Philos. trans. of the royal Soc. of London.* 1906. vol. CXCIX, p. 1-29) confirmés récemment par Julia GARRITS (La sécrétion rénale et l'action physiologique de certains diurétiques sur le rein isolé. *Arch. intern. de physiol.*, 1913-1914. p. 461)

(2) Lucien BRCQ et L.-L. PLUMIER (*Bull. de l'Acad. royale de méd. de Belgique*, 1913). et Marcel GARNIER et Ernest SCHULMANN (*Soc. de biol.*, 11 juillet 1914, t. LXXVII, p. 335) notent expérimentalement un effet oligurique de l'extrait total d'hypophyse. Ce résultat contradictoire tient sans doute aux doses massives employées ou à un effet inverse comme j'en ai souvent rencontré en pathologie humaine. HOUSSAY (The Pituitary body and polyura, *Endocrinologie*, avril-juin 1918, vol. II, n° 2, serial, n° 6, p. 94) : il y a deux phases après injection d'hypophyse, l'une d'hypotension avec oligurie, l'autre d'hypertension avec polyurie.

de sa soif coutumière qui l'oblige à ingérer environ deux litres depuis le repas de midi jusqu'au soir. La première miction, après injection hypophysaire, a lieu vers 10 heures du soir. Puis le malade, dort toute la nuit sans uriner une seule fois, ce qui est pour lui tout à fait insolite, jusque vers 8 heures du matin. L'urine de ces deux mictions est de couleur normale, ou même un peu plus foncée que normalement. Puis, vers 9 heures ou 9 h. 1/2, c'est-à-dire, environ 22 heures après l'injection, survient une nouvelle miction dont l'urine a récupéré complètement l'aspect pâle, presque incolore et l'abondance des urines habituelles du malade » (1).

L'extrait hypophysaire qui agit d'une façon si remarquable sur le diabète insipide, n'exerce qu'une action médiocre ou nulle sur la polyurie de la néphrite chronique et sur celle du diabète sucré. Cette spécificité d'action, véritable test biologique, rappelle l'action si particulière de l'hypophyse sur la pression artérielle, spécialement dans certaines maladies endocrines (2).

L'action de l'extrait hypophysaire sur la diurèse a surtout retenu l'attention des médecins.

Signalons, en outre, d'autres actions de l'hypophyse sur le rein.

2° *Action de l'hypophyse sur la sécrétion de l'urée* (3). — L'hypophyse a tendance à élever la constante d'Ambard ce qui traduit nettement une

(1) Lereboullet et Faure-Beaulieu. Effets des injections sous-cutanées d'extrait hypophysaire dans le diabète insipide, *Soc. méd. des hôpit. de Paris*, 26 mars 1914.

(2) Marañon. *Diabetes insipida*, 1 vol., Madrid 1920. Saturnino Calleja. — Berger et Schulmann. *Presse méd.*, 1918, p. 618. — Schulmann et Desoutter *Revue de méd.*, 1920, n°s 10 et 11. — Mouriquand et Bouchut (*Soc. méd. des hôpit. de Lyon*). L'extrait d'hypophyse n'aurait pas d'action sur le diabète insipide d'origine nerveuse. Même remarque dans le travail de P. Marie et Bouttier. *Soc. de neurol.*, 3 avril 1914. — Rathery (*La Clinique*, 27 fév. 1914), dans le diabète insipide datant de l'enfance, observe les meilleurs effets thérapeutiques avec l'antipyrine, le salicylate de soude et l'hydrothérapie.

(3) Chabanier. *Soc. franç. d'urol.*, 1921.

action de l'hypophyse sur la capacité sécrétoire du rein.

3° *Action de l'hypophyse sur la sécrétion du chlorure de sodium.* — Le seuil du chlorure de sodium se relève si légèrement que c'est un phénomène négligeable.

4° *Action de l'hypophyse sur le glucose.* — L'hypophyse relève le seuil de sécrétion du glucose. Le mécanisme paraît en être indirect; en effet, l'hypophyse provoque l'hyperglycémie et c'est par l'intermédiaire de celle-ci que s'opère le relèvement du seuil. La mobilisation du seuil et de la glycémie sont parallèles quand la glycémie s'élève; le relèvement du seuil est bien relié au phénomène du relèvement de la glycémie, puisque chez certains diabétiques l'injection d'hypophyse n'est pas suivie d'hyperglycémie ou au contraire s'accompagne d'une chute légère de la glycémie et le seuil descend au lieu de s'élever (1).

Ces dernières recherches n'ont, jusqu'ici, aucune application thérapeutique; elles montrent cependant l'effet toxique de l'hypophyse à certaines doses et contre-indiquent ce médicament au cas de lésions rénales.

En étudiant la glycosurie parallèlement aux réactions cardio-vasculaires, après l'injection d'hypophysaire (lobe postérieur), j'ai observé de très grandes variations individuelles qui peuvent servir de tests glandulaires pour le diagnostic des maladies, spécialement en endocrinologie (2).

Action de l'extrait hypophysaire (lobe posté-

(1) Chabanier et Lebert, *Soc. franç. d'urol.*, juin-déc. 1919, et *Presse méd.*, août 1920.

(2) Avec Henri Claude et A. Baudoin, la glycosurie hypophysaire nous a servi aussi à distinguer le terrain tuberculeux du terrain arthritique : « L'imprégnation par le poison tuberculeux fait disparaître, dans certains organismes du moins, la faculté de présenter de la glycosurie hypophysaire. » *Soc. de biol.*, 3 mars 1913, t. LXXIV, p. 529.

RIEUR) EN OBSTÉTRIQUE (1). — L'extrait hypophysaire exerce une action sur le tonus et sur les contractions du muscle utérin en état de gestation et cette action est d'autant plus grande que la gestation est plus avancée. Le cas le plus typique d'indication de l'hypophyse est celui de ces femmes qui ont une dilatation plus ou moins avancée, mais dont les douleurs s'espacent, deviennent insignifiantes, insuffisantes et qui vont mettre des heures à accoucher (2).

Quand un obstacle notable s'oppose à l'accouchement, « il n'y a pas moyen de passer, sans casse, l'utérus se tétanise et entame une lutte qui se termine, soit par sa défaite, c'est-à-dire, trop souvent par la rupture (3), soit par une victoire déplorable, c'est-à-dire la déchirure des parties molles ou la lésion de la tête fœtale et plus souvent les deux » (4).

Il ne faut jamais se servir d'hypophyse pour provoquer l'avortement. L'extrait de lobe postérieur rendrait des services en cas d'avortement : 1° au cours de l'avortement, en renforçant des contractions faibles; 2° comme agent accélérateur de l'avor-

(1) J. PARISOT et A. SPIRE (La médication hypophysaire en obstétrique, *Ann. de gyn. et d'obst.*, déc. 1911, p. 689). L'action physiologique de l'hypophyse sur les muscles lisses a été découverte par Dale, von Frankl-Hochwart et Frölich. Hofbauer, le premier, applique la médication hypophysaire en cas d'insuffisance du muscle utérin.

(2) François DEVIS. *Th. de Lyon*, 1912-1913. — SCHWAAB (*Presse méd.*, 5 juin 1919) insiste sur deux indications :

1° L'inertie utérine coïncidant avec la rupture prématurée des membranes (faire l'injection le plus tôt possible après l'écoulement du liquide amniotique);

2° Le cas de placenta prævia, surtout avec insertion latérale ou marginale, afin d'activer la dilatation du col après rupture artificielle des membranes.

(3) WERTENBAKER. *Journ. of the amer. med. Assoc.*, 1912, t. LXVIII, p. 1895. — Oscar BANG. *Uges. f. Laeger*, 20 mars 1913. — Pierce RUCKER et Ch. HASKELL. *Journ. of the amer. med. Assoc.*, 21 mai 1921, p. 1390. La fréquence des ruptures utérines dans certains pays tient peut-être à l'activité du produit qu'on y emploie, à moins que les doses y aient été systématiquement excessives.

(4) Henri VIGNES. *Journ. des prat.*, 29 avril 1916.

tement après dilatation mécanique du col ou après la pose d'un ballon.

Au cours de la rétention placentaire, dans la majorité des cas, l'extrait hypophysaire est inefficace(1).

Dans les hémorragies post-partum (2) l'hypophyse est un médicament de second plan : le curetage et le tamponnement seront faits soigneusement et par mesure de précaution, si l'on doit s'éloigner de la malade, une injection d'hypophyse pourra être tentée.

L'un des faits les plus remarquables de l'action de l'hypophyse en obstétrique est la grande variabilité des résultats suivant les sujets; il semble que certains utérus (indépendamment du moment par rapport à l'accouchement) obéissent beaucoup plus facilement à la médication que d'autres : la même dose d'extrait provoque des contractions minimes chez certaines femmes, ou une « véritable tempête de contractions » chez d'autres.

Cette remarque qui résulte d'une conversation avec Vignes, est une nouvelle application des idées que j'ai émises, avec Henri Claude, sur l'action cardio-vasculaire de l'hypophyse variable suivant les sujets (3).

Action entérocynétique de l'extrait hypophysaire. — De l'action de l'hypophyse sur le muscle utérin, il convient de rapprocher l'action de ce médicament sur le péristaltisme intestinal. Dès qu'on injecte de l'extrait lobe postérieur Choay, le malade se plaint de douleurs abdominales et deux ou trois selles se succèdent aussitôt.

B. A. Houssay (de Buenos-Ayres) a insisté sur cette action thérapeutique qui rendrait de meilleurs

(1) R. Vayssières, *Th. de Paris*, 1912.

(2) Jayle (*Presse méd.*, 1er avril 1914, n° 26) vante, à juste titre, l'hypophyse dans d'autres métrorragies en gynécologie : métrite, sclérose utérine, fibrome, ménopause.

(3) Consulter Pouttot sur la *Médication hypophysaire en gynécologie*, 1920, qui en fait le panégyrique.

services que l'hormonal ; il se sert de l'hypophyse pour faire le diagnostic entre l'iléus spasmodique et l'iléus paralytique et emploie couramment ce médicament dans toute atonie gastro-intestinale.

Je n'ai aucune expérience de cette action et je ne crois pas que l'usage de l'hypophyse se soit encore répandu dans les services de spécialité des voies digestives en France.

L'autorité de B. A. Houssay est telle sur les questions d'hypophyse qu'il serait intéressant de mettre à profit ses intéressantes recherches (1).

L'hypophyse fait aussi contracter la vessie, et les parturientes qu'on soumet à l'hypophyse se mettent rapidement à uriner (2).

Action de l'hypophyse sur d'autres syndromes. — Cette année, l'hypophyse a été beaucoup employée dans les hôpitaux de Paris contre les crises d'asthme (3). L'effet curateur de l'adrénaline sur la crise d'asthme est connu depuis bien longtemps : v à xv gouttes d'adrénaline absorbée dans de l'eau coupent la crise (pendant mon internat chez Marfan, en 1913, je n'ai jamais trouvé un cas d'asthme infantile qui résiste à cette action).

L'hypophyse renforce l'action de l'adrénaline dans des cas d'asthme rebelle de l'adulte ; l'adrénaline relâche les muscles bronchiques, tandis que le lobe postérieur d'hypophyse totale diminue la turgescence vasculaire des alvéoles (Hallion). Il est probable que l'hypophyse (lobe postérieur) Choay par son action hypotensive agirait mieux encore que l'hypophyse totale.

Notons que l'extrait d'hypophyse agirait sur la

(1) Kirmisson cite un blessé atteint d'une occlusion intestinale et n'ayant pas eu de garde-robes depuis seize jours, qui a été guéri par les injections d'extrait hypophysaire (*Acad. de méd.*, 29 janv. 1918). Le même auteur se sert de l'extrait hypophysaire dans le traitement des paralysies intestinales postopératoires, au cours des péritonites aiguës d'origine appendiculaire.

(2) *Semaine méd.*, 27 déc. 1911, n° 52, p. 620.

(3) Bensaude et Hallion, *Soc. de thérap.*, 9 juin 1920.

maladie de Parkinson, les myasthénies (1) et le rachitisme.

Enfin, l'hypophyse exerce une action sur la sécrétion lactée (2).

Administration et posologie. — D'après l'exposé précédent, il ressort que l'extrait hypotenseur d'hypophyse est surtout un médicament d'urgence; il est très différent de l'extrait thyroïdien, qui a une action opothérapique réelle et dont l'administration doit être prolongée très longtemps dans toute hypothyroïdie. L'extrait d'hypophyse ne doit être employé ni à forte dose, ni d'une façon prolongée. A cette condition, l'hypophyse (Choay, la seule dont je possède la pratique), rend des services précieux auxquels on aurait tort de cesser de recourir à cause de publications en apparence contradictoires. Les indications précises qui se dégagent de mon étude seront remplies par l'injection intramusculaire d'un centimètre cube d'une solution aqueuse d'extrait d'hypophyse (lobe postérieur) Choay, correspondant à un demi-lobe d'hypophyse de bœuf, soit à 1 centigramme d'extrait. Depuis la guerre, l'extrait Choay paraît un peu moins actif qu'avant la guerre et actuellement la dose de 1 centimètre cube peut être dépassée sans inconvénient; trois ampoules de 1 centimètre cube peuvent être injectées en vingt-quatre heures, à condition qu'un écart de plusieurs heures sépare les injections successives.

Bien que l'opothérapie hypophysaire ne paraisse pas au point, de nouvelles recherches avec des hypophyses d'animaux jeunes devraient être poursuivies. L'expérience de Cushing doit arrêter l'attention : Cushing préconise l'absorption de 0gr10 à 0gr30 d'extrait hypophysaire pendant plusieurs semaines et il conseille de surveiller la tolérance au sucre

(1) Arthur Delille, *Th. de Paris*, 1908.

(2) B. A. Houssay, L. Giusti y C. Maag. *Accion de los solutos hipofisiarios y de su principio activo sobre la secretion lactea*, 1913.

pour régler les doses de pituitrine et la prolongation du traitement.

L'emploi d'injection intraveineuse (1/2 centigramme, c'est-à-dire 1 décigramme de substance fraîche) sera réservé aux cas d'urgence extrême (hémorragie très abondante, par exemple) (1).

Contre-indication et conclusions. — La médication hypophysaire a été employée avec trop peu de discernement jusqu'à présent. Aussi, les praticiens sont en défiance et évitent d'y recourir, son action leur paraissant mal définie. En réalité, les contradictions viennent de ce que l'extrait d'hypophyse contient plusieurs substances et par conséquent plusieurs médicaments. La substance hypotensive fait l'objet de ce travail : elle n'a aucune action opothérapique, mais remplit des indications d'urgence précises. L'hypotension artérielle qui commence les premières minutes après l'injection intramusculaire d'extrait se prolonge plusieurs heures et favorise hémostase et diminution de diurèse.

La substance hypotensive agit sur les fibres musculaires lisses et l'action sur la contractilité de l'utérus gravide, de l'intestin et de la vessie, bien qu'à des degrés divers suivant les individus, ne manque jamais.

Les contre-indications diffèrent de celles qu'enseignent les livres classiques. Cela se conçoit, car l'assimilation de la pituitrine à l'adrénaline a fait transcrire d'un point de vue théorique les contre-indications classiques de l'adrénaline elle-même. La conséquence est grave puisqu'on a été amené à recommander une substance hypotensive dans des cas de schock, par exemple et à la défendre dans toute hypertension. L'action toxique s'exerce surtout sur le cœur et sur le rein et il faudra éviter l'emploi de l'extrait d'hypophyse (lobe postérieur), Choay — chez les sujets qui présentent des traces

(1) Rist. Loc. cit.

d'albumine ou des signes de défaillance myocardique.

Le traitement hypophysaire ne durera pas longtemps comme le traitement thyroïdien par exemple, et, même dans la maladie de Basedow, où il exerce une action si utile, on injectera un demi-lobe postérieur, une fois tous les trois jours pendant un mois seulement (1). L'absorption d'hypophyse, bien qu'aucune manifestation physiologique immédiate ne l'accompagne, agit d'après Cushing et Hutinel dans certaines obésités infantiles et dans les retards de croissance. L'infidélité des résultats annoncés par ces auteurs, vient de ce que l'opothérapie n'est pas encore entrée dans une voie vraiment scientifique : quand on aura isolé l'harmozone des hypophyses d'animaux jeunes, alors seulement l'opothérapie hypophysaire existera véritablement.

Mon étude n'a aucune prétention à être définitive : elle rassemble simplement un certain nombre de faits d'observation concernant une substance hypotensive extraite de l'hypophyse (lobe postérieur) de bœuf.

Il est à souhaiter que l'harmozone — si elle existe — puisse faire l'objet d'un travail qui celui-là nous rendrait maître de toute une catégorie de dystrophies congénitales ou acquises.

(1) Henri Claude, A. Baudouin et R. Porak. Loc. cit.

INSUFFISANCE SURRÉNALE

La pathologie des glandes surrénales, comprenait jusqu'à ces derniers temps, un seul chapitre, la maladie d'Addison. Grâce aux travaux d'Emile Sergent, une distinction a été établie entre les maladies progressives des surrénales et la suppression brusque et totale des fonctions de ces glandes désignée sous le nom d'insuffisance surrénale ; celle-ci est aux surrénales ce que l'ictère grave est au foie et ce que l'urémie est au rein. De même qu'ictère grave et urémie sont aussi bien les premières manifestations d'atteintes hépatiques ou rénales que le stade ultime de maladies évoluant depuis longtemps, de même l'insuffisance surrénale ou bien est primitive ou bien est l'aboutissant d'un cas de maladie d'Addison. Les physiologistes, en extirpant les surrénales, ont déterminé un syndrome si caractéristique, qu'en clinique, le diagnostic devait s'imposer à l'observateur qui avait le compte rendu des expériences de Brown-Séquart et de Langlois. Aujourd'hui où les cliniciens abusent du diagnostic d'insuffisance surrénale, il est bon de rappeler les travaux expérimentaux, et à leur lumière, de faire la critique des observations cliniques.

I

Insuffisance surrénale expérimentale. — Dès ma première année d'internat, dans les hôpitaux de Paris, j'ai commencé à pratiquer des surrénalectomies à des rats, à des cobayes et à des lapins ; mes résultats étaient des plus variables ; tel rat survécut, tel cobaye mourut quelques heures après l'opération : ces résultats m'expliquaient les descriptions contradictoires des auteurs et me rendaient attentif à l'importance capitale de la technique.

La source principale des divergences doit, en effet, être cherchée dans l'emploi de techniques opératoires défectueuses. Avant les travaux d'Abelous et Langlois, les expérimentateurs ne cherchaient pas à extirper la totalité des glandes surrénales, car ils ignoraient qu'un fragment de surrénale pesant de 1/8 à 1/11 du poids total de cette glande suffit à maintenir l'animal en vie. Aussi nous paraît-il utile de distinguer l'insuffisance surrénale expérimentale aiguë s'observant dans l'extirpation totale des surrénales et l'insuffisance surrénale subaiguë ou chronique déterminée, sciemment ou non, par la destruction partielle de ces organes.

1° Insuffisance surrénale expérimentale aiguë. — *Technique.* — Il y a lieu d'être surpris, écrit Brown-Séquard, que les physiologistes n'aient pas cherché depuis longtemps à « extirper les capsules surrénales. Sans doute, la situation profonde de ces organes les a empêchés de faire cette expérience ».

« En réalité, bien que situées profondément et environnées de nombreux organes et de vaisseaux, les capsules surrénales peuvent être atteintes et extirpées plus aisément, en général, qu'on ne pourrait le croire à priori. La capsule gauche ordinairement peut même être extirpée très aisément ; mais assez souvent, il n'en est pas ainsi à l'égard de la capsule droite. Celle-ci, située sous le foie, sur le pilier du diaphragme, adhérante très souvent, plus ou moins, à la veine cave, et couverte par une et quelquefois deux veines lombaires, ne peut pas toujours être extirpée en entier. Pour l'atteindre sur les lapins, il m'a fallu briser quelquefois les deux dernières côtes ou du moins la dernière ; mais cette fracture, faite sur la partie abdominale de ces côtes, ne lèse en rien la plèvre. Dans mes premières expériences, j'appliquais une ligature autour du hile vasculo-nerveux de la capsule gauche ; cela fait, tantôt j'extirpais cette capsule, tantôt je la laissais en place ; quant à la capsule droite, je passais un fil autour de sa partie adhérente à la veine cave, et quand je faisais la ligature, les deux bouts du fil détachaient de la veine, la portion de capsule qui y adhérait. »

Les physiologistes qui ont tenté, à la suite de Brown-Séquard, d'extirper les surrénales ont laissé en place des fragments glandulaires et au lieu de déterminer des insuffisances aiguës, ont créé des insuffisances subaiguës ou chroniques dont je parlerai plus loin.

Abelous et Langlois ont réagi contre l'opinion régnante des physiologistes et montré qu'une extirpation totale, convenablement faite, des glandes surrénales détermine toujours des signes d'insuffisance surrénale aiguë, comme l'avait montré Brown-Séquard.

Abelous et Langlois procèdent, sur les lapins, « presque toujours à l'aide d'une laparotomie latérale, en faisant partir l'incision de la dernière côte, sectionnant même quelquefois cette dernière ; une incision de 3 centimètres et demi, dirigée de haut en bas, suffit dans la plupart des cas ».

La destruction totale des surrénales est obtenue avec le bec d'une sonde cannelée ou une curette portée au rouge sombre. Il serait aussi possible, « d'extirper totalement, non seulement la capsule gauche, mais également la capsule droite avec la sonde cannelée ».

J'ai d'abord pratiqué nos surrénalectomies comme l'indique Langlois. Mais cette technique ne peut éviter, dans certains cas, d'abondantes hémorragies.

Voici la technique que j'ai adoptée avec Jean Camus :

On fixe le lapin à plat ventre, les quatre pattes attachées sur le plateau. On coupe largement les poils de la région dorso-lombaire. On nettoie à la teinture d'iode la place du champ opératoire échancré et, l'animal étant anesthésié prudemment au chloroforme, on fait une incision médiane de la peau sur une longueur d'environ 10 centimètres.

On tire ensuite légèrement l'orifice cutané de manière à découvrir l'interstice musculaire latéral. On effondre doucement cet interstice et, en décollant avec précaution les muscles, en les soulevant avec un écarteur, on parvient à découvrir la région vertébrale antérieure et à voir l'une des capsules facilement reconnaissable.

Un aide placé derrière l'opérateur projette dans le champ opératoire la lumière d'une lampe électrique.

J'ai toujours abordé la capsule gauche la première; elle est plus facile à enlever; on peut arriver, à l'aide d'un passe-fil courbe, à placer un fil sur son pédicule et à l'enlever en totalité, on peut encore pincer et tordre le pédicule ou, ce qui nous a semblé, à Jean Camus et à moi, plus commode, placer sur le pédicule une petite pince en zinc qu'on met à cheval sur le pédicule; on écrase cette pince et on la laisse en place après ablation de la capsule.

L'emploi de cette petite pince de zinc est surtout précieux pour l'ablation de la capsule droite. Celle-ci, comme le remarquait déjà Brown-Séquard, est souvent collée littéralement par une longue surface sur la veine cave inférieure et l'ablation complète de la glande est à peu près impossible dans de nombreux cas.

On coupe une petite bande de zinc, longue de 3 centimètres environ, large de 2 à 3 millimètres, et on la plie au milieu en forme d'U. La capsule ayant été séparée autant qu'il a été possible de la veine cave avec un instrument mousse, on glisse cet U de manière à ce qu'il embrasse la surface adhérente de la capsule à la veine et on l'écrase vigoureusement avec une forte pince.

De cette manière, ce qui pourrait rester de tissu capsulaire adhérent à la veine cave est pris dans les mors de la pince de zinc, écrasé violemment et supprimé fonctionnellement. On peut d'ailleurs passer sur les bords de la pince de zinc un instrument porté au rouge, de manière à assurer une destruction complète.

La pince de zinc est laissée en place sans qu'il soit besoin d'une autre ligature.

L'inconvénient du procédé est qu'on est exposé à pincer latéralement la paroi de la veine cave, mais cet inconvénient est minime, il pourrait entraîner une escarre de la paroi veineuse avec hémorragie mortelle tardive. Mais avant que celle-ci ait pu se produire, la mort survient par insuffisance capsulaire aiguë.

Grâce à ces petites pinces de zinc, on supprime des ligatures longues et difficiles à faire dans la profondeur, on gagne du temps et on assure une bonne hémostase.

On termine par trois sutures, deux sutures latérales des interstices musculaires et une suture médiane de la peau. Chez le lapin, la peau est très lâche et la même incision cutanée sert pour les deux capsules surrénales, les sutures musculaires et la suture cutanée ne se correspondent pas, ce qui est un avantage.

Durée de la survie. — Le nombre d'heures de survie, chez le lapin, après la surrénalectomie double n'est pas la même pour tous les auteurs : Brown-Séquard opéra 51 lapins qui survécurent, en moyenne, en été, neuf heures et quelques minutes; pas un de ces animaux n'a survécu plus de quatorze heures trente minutes.

Pour Abelous et Langlois, la mort survient de cinq heures à douze heures après l'extirpation des deux surrénales chez le lapin. H. Strehl et O. Weiss (1901) notent, chez le même animal, une survie de huit à quatorze heures.

Krichtopenko, récemment, sur 6 lapins observe la mort dans 4 cas, en moins de vingt-quatre heures, dans 1 cas en un jour et demi et dans 1 cas en deux jours et demi.

Dans 27 surrénalectomies totales que j'ai faites en vue de diverses expériences, j'ai également observé des survies assez variables :

Dans	3	cas..........	9	heures
—	1	—	15	—
—	1	—	18	—
—	4	—	20	—
—	3	—	22	—
—	9	—	24	—
—	1	—	30	—
—	3	—	36	—
—	2	—	48	—

En somme, par le procédé que j'ai employé, la mort ne se fait guère attendre plus de vingt-quatre à trente-six heures. Le choc opératoire n'est cependant pas très considérable car, après une opération rapide, le lapin, dès qu'il est détaché, court souvent très correctement dans le laboratoire; il n'a donc pas subi un très gros traumatisme.

Symptômes de l'insuffisance surrénale aiguë. — Le symptôme qui m'a le plus frappé est l'asthénie extrême des animaux opérés. Cette asthénie n'apparaît que quelques heures avant la mort : les lapins se ramassent d'abord en boule; ils ne bougent pas quand on les pince fortement; puis, tantôt le train postérieur s'étale et cette position ne peut être modifiée; tantôt les pattes antérieures s'écartent et la région sternale repose directement sur la table. Enfin, l'animal tombe sur le flanc et reste complètement inerte.

Un jour, le garçon de laboratoire me présente un lapin surrénalectomisé la veille et qui était mort disait-il depuis deux heures : l'animal reposait, flasque, sur la table, le thorax ne bougeait pas et les mouvements cardiaques paraissaient arrêtés. Le premier coup de ciseaux dans la paroi abdominale provoqua une respiration perceptible et un très léger mouvement de défense des pattes.

Brown-Séquard insistait, en outre, sur d'autres manifestations nerveuses que j'ai rarement observées à la suite de mes surrénalectomies; des *crampes*, des *convulsions* violentes.

Abelous et Langlois décrivent aussi, dans l'insuffisance surrénale aiguë, une diminution de l'excitabilité faradique des nerfs avec conservation de l'excitabilité des muscles.

En dehors de troubles nerveux, tous les auteurs, depuis Brown-Séquard, ont signalé l'*abaissement de la température* (1), l'*inappétence et la diarrhée*. Cette dernière, très marquée chez certains de mes animaux surrénalectomisés, manquait chez d'autres.

L'appareil cardio-vasculaire est profondément touché : la *pression artérielle baisse;* les battements du cœur s'accélèrent d'abord et se ralentissent dans la période terminale. Les mouvements respiratoires passent également par une phase d'accélération et par une phase de ralentissement, mais ce ralentissement respiratoire précède le ralentissement cardiaque.

Parmi les modifications sanguines, Brown-Séquard, insiste sur la présence de pigments dans le sérum et sur la *toxicité de ce sérum*.

2° L'INSUFFISANCE SURRÉNALE SUBAIGUË OU CHRONIQUE. — *Technique* — L'insuffisance surrénale subaiguë ou chronique a été plus souvent réalisée expérimentalement que l'insuffisance surrénale aiguë; cela tient, d'une part, à la technique défectueuse des auteurs qui laissaient en place une partie des surrénales, et cela tient aussi à ce que volontairement les médecins ne recherchaient pas l'ablation totale des surrénales, mais la reproduction de la maladie d'Addison. Cette insuffisance surrénale a été réa-

(1) BIEDL attribue ce symptôme au choc opératoire et non à l'insuffisance surrénale.

lisée par un grand nombre de méthodes qu'on peut grouper sous trois chefs :

1. Extirpation partielle des glandes surrénales;
2. Extirpation en deux temps des surrénales;
3. Atrophie ou destruction lente des surrénales.

1. *L'extirpation partielle des glandes surrénales.* — L'extirpation partielle des glandes surrénales peut être faite de deux façons différentes :

a. Par broyage;
b. Par curetage.

a. L'extirpation par broyage a été pratiquée systématiquement par Nothnagel dans le but de reproduire la maladie d'Addison : cet auteur aborde les surrénales par voie lombaire : il incise les muscles sacro-lombaires, attire les surrénales au dehors, à l'aide de pinces fines et broie les glandes. On pourrait rapprocher de la technique de Nothnagel, la technique employée par la plupart des auteurs. Hultgren et Anderson, par exemple, qui, de 1896 à 1898 ont opéré 64 lapins et 79 chats, écrivent que l'ablation des surrénales entières offre presque constamment de grosses difficultés : souvent, ils ont laissé en place des débris de tissu glandulaire ou bien ils ont suturé les fragments de glande extirpés à la plaie.

b. Guido Tizzoni (de Bologne) procède par curetage; il aborde les surrénales par la voie lombaire; une fois la capsule « mise à découvert, son enveloppe fibreuse peut être ouverte et vidée, d'une façon complète ou incomplète du parenchyme qu'elle contient et qui sous forme d'une épaisse bouillie, d'un blanc jaunâtre, peut être à volonté abandonné dans la cavité péritonéale ou retiré de la plaie ».

2. *Extirpation en plusieurs temps des glandes surrénales.* — Schiff, le premier, a observé que les rats survivent longtemps lorsqu'on extirpe les surrénales en deux temps. Le lapin supporte beaucoup

moins bien cette opération : ainsi, Strehl et O. Weiss, en opérant cet animal, en deux temps à un intervalle de un mois, n'observant qu'une survie de vingt et une à soixante-seize heures. Toutefois, Kichtopenko a rapporté récemment des expériences, faites également sur le lapin, qui ne cadrent pas avec les résultats de Strehl et O. Weiss : cet auteur a observé, en effet, en effectuant la surrénalectomie en deux temps, dans quatre cas sur douze, une survie dépassant six mois. Un tel résultat d'ailleurs ne nous semble pas justifier la conclusion formulée par l'auteur :

« En nous basant sur ces quatre lapins, nous sommes autorisé à conclure que les capsules surrénales ne sont pas absolument indispensables à la vie ».

Dans ses expériences, Krichtopenko détermine les insuffisances surrénales très atténuées; les glandules accessoires suffisent aux besoins de l'organisme, mais qu'une infection ou une intoxication survienne, l'insuffisance surrénale se manifeste et l'animal surrénalectomisé est exposé à des accidents auxquels échappent des témoins normaux.

Pende a obtenu l'insuffisance surrénale subaiguë par une technique plus compliquée qui peut servir de transition entre les méthodes par extirpation en plusieurs temps et les méthodes par atrophie lente.

Pende intervient en trois temps : dans un premier temps, il extirpe la surrénale droite; dans un deuxième temps, vingt à trente jours après la première opération, il injecte dans le centre de la glande surrénale gauche de l'acide arsenieux mélangé à de l'agar stérile;

« L'agar se résorbe lentement et libère peu à peu l'acide arsenieux qui agit sur le tissu capsulaire ».

On obtient ainsi une atrophie lente de la surrénale laissée en place. Dans un troisième temps, pratiqué un à deux mois après le deuxième temps, on extirpe la glande surrénale gauche atrophiée. La survie ne dépasse pas deux à quatre jours après cette dernière opération.

3. *Atrophie ou destruction lente des surrénales.* — On peut obtenir l'atrophie des glandes surrénales, soit en liant les vaisseaux de cette glande (1), soit en sectionnant ses filets nerveux (2).

La destruction plus ou moins rapide des glandes surrénales peut être obtenue par l'injection de diverses substances soit localement, soit dans la circulation générale. Bernard et Bigart, ont réalisé ce deuxième type expérimental en injectant un sérum surreno toxique (3).

D'autres auteurs, ont déterminé l'atrophie lente des surrénales en injectant des substances toxiques autour ou à l'intérieur des glandes surrénales.

On a d'abord injecté des substances auxquelles on pouvait reprocher d'être diffusibles : le chlorure de zinc (4), l'alcool, l'acide chromique (5).

Oppenheim et Loeper, à la suite de ces premiers essais, injectèrent après laparotomie, au-dessous des glandes surrénales des autolysats de bacilles tuberculeux; après cette opération, les animaux maigrissent rapidement, quelques-uns perdent les deux cinquièmes de leur poids primitif; l'asthénie est marquée : les animaux restent étendus dans leur cage, ils refusent les aliments; ils ont de la diarrhée. La pigmentation ne se produit dans aucun cas. La mort survient en quinze à vingt-cinq jours.

A l'autopsie, les surrénales présentent de la sclé-

(1) H. Stilling, Torrini, Martinotti, Kondintzeff.

(2) Pellegrino.

(3) Des canards reçoivent successivement trois injections intra-péritonéales, à huit et vingt jours d'intervalle, d'extrait de surrénales de cobayes, puis ils sont saignés par une veine jugulaire. Le sérum sanguin obtenu après séparation du caillot est injecté à des cobayes neufs. Les auteurs ont observé que « les cobayes semblent présenter parfois un certain degré de paresse; ils restent immobiles à l'endroit où on les place et ne remuent qu'à la suite d'excitations répétées; en outre, ils mangent peu et maigrissent rapidement. »

(4) Lœper et Oppenheim, Moussu et Le Play. Les auteurs, en outre, faisaient la ligature du faisceau vasculo-nerveux.

(5) Lœper et Oppenheim.

rose diffuse, avec cellules géantes et foyers riches en leucocytes polynucléaires (1).

J'ai repris cette question et j'ai pu obtenir l'insuffisance surrénale subaiguë ou chronique en procédant de la façon suivante : j'aborde les glandes surrénales, comme je l'ai indiqué plus haut en exposant la technique de l'extirpation totale de ces glandes, puis je ponctionne successivement chaque capsule et par l'orifice, j'introduis un petit passe-fil, à l'aide duquel je dilacère le tissu glandulaire, je gratte les parois de la cavité capsulaire et j'injecte des acides gras de coton dans la cavité ainsi formée.

Jean Camus et Ph. Pagniez, à la suite des travaux d'Auclair sur l'éthéro et la chloroformo bacilline, ont montré que les acides gras de coton injectés dans différents organes produisent des lésions de sclérose et de caséification. J'ai obtenu, au niveau des surrénales, des lésions analogues à celles que Jean Camus et Ph. Pagniez ont obtenu dans les poumons. Les principaux symptômes observés sont résumés dans les observations suivantes :

SYMPTÔMES DE L'INSUFFISANCE SURRÉNALE LENTE. — *Lapin n° 2.* — Femelle. Poids 2.060 grammes.

Le 17 octobre 1912, injection d'acides gras dans les deux glandes surrénales.

Le 21 octobre 1912, poids 1.680 grammes. L'animal paraît moins actif.

Le 28 octobre, poids 1.350 grammes. *Deux symptômes dominent :*

1° L'*asthénie*; l'attitude de l'animal n'est pas normale; les pattes antérieures sont étalées; en outre, le lapin ne réagit pas quand on le pince fortement.

2° L'*amyotrophie*; la palpation montre une véritable fonte musculaire.

Le 29 octobre, mort après plusieurs injections de curare. A l'autopsie, la cavité péritonéale présente un aspect normal. La glande surrénale droite est complètement caséifiée; elle

(1) Les résultats obtenus par de Vechi, en injectant des bacilles de Koch dans les surrénales, sont analogues aux résultats de Lœper et Oppenheim.

adhère au rein et à la veine cave. La glande surrénale gauche, de couleur à peu près normale à la coupe, en son centre une région scléreuse de couleur rouge brun. Il y a une glandule accessoire sur la veine cave inférieure, au voisinage du pôle inférieur du rein droit et une glandule de même aspect dans le ligament supérieur de l'ovaire gauche.

Le cœur est normal, les poumons sont rouge vif; la moelle osseuse est très rouge.

Lapin 95. — Mâle. Poids 2.060 grammes.

Le 10 février 1913, température 40°, injection d'acide gras dans les deux surrénales.

Le 14 février 1913, poids 1.830 grammes, température 39°3; nombre des respirations : 55 dans une minute.

Le 19 février 1913, poids 2.015 grammes, température 39°7.

Le 6 mai, l'animal dyspnéique depuis plusieurs jours est sacrifié.

L'autopsie montre de l'œdème et des hémorragies pulmonaires. La surrénale droite est complètement sclérosée; la surrénale gauche, altérée à son pôle supérieur est hypertrophiée à son pôle inférieur.

Lapin 89. — Femelle. Poids 1.900 grammes.

Le 19 février 1913, température 39°9, injection d'acide gras dans les deux glandes surrénales.

Le 14 février 1913, poids 1.600 grammes, température 39°6. Le nombre des respirations dans une minute est de 27.

Le 19 février 1913, poids 1.725 grammes, température 39°3.

Dans d'autres cas, nous avons injecté des acides gras dans la surrénale droite, quelque temps après l'extirpation de la glande surrénale gauche. Exemple :

Lapin 40. — Poids 2.060 grammes.

Le 5 février 1913, extirpation de la glande surrénale gauche, à l'aide de la petite pince en zinc que nous avons décrite plus haut.

Le 12 mars 1913, injection d'acide gras dans la surrénale droite.

Le 26 avril 1913, poids 1kg940, température 39°5. La pression carotidienne est de 11 centimètres cubes de Hg.

Le 9 mai, poids 2kg020. La pression carotidienne est de 11 centimètres cubes de Hg. L'animal est sacrifié.

A l'autopsie, on trouve la surrénale droite dure, rétractée, criant sous le scalpel, blanc nacré à la coupe. En dehors de cette surrénale sclérosée, il y avait une glandule accessoire, grosse comme la moitié d'une surrénale normale.

En somme, les symptômes d'insuffisance surrénale lente sont peu nombreux : l'asthénie et l'amyotrophie dominent le tableau clinique ; les modifications de l'état général ne manquent jamais : le poids diminue et la température baisse. Ces symptômes sont souvent passagers et peu marqués ; cela tient à ce que l'insuffisance surrénale elle-même est passagère ; des suppléances se produisent. La diminution du poids, dans certaines de mes observations, m'a paru en rapport avec les intoxications expérimentales subies par ces animaux, car dès les expériences terminées, l'animal augmentait de poids. Enfin, j'ai observé (lapin n° 40) que la pression artérielle peut être normale, alors que l'état général n'est pas rétabli (1).

Durée de survie. — Chez quinze lapins, j'ai réalisé une insuffisance surrénale subaiguë ou chronique avec la technique que je viens de décrire. La survie est variable suivant les cas : d'une façon générale, la survie a été plus longue dans l'extirpation des surrénales en deux temps ; dans ces conditions, deux lapins sur trois ont été gardés trois mois au laboratoire ; il est malaisé de fixer la durée de la survie, ces animaux ayant servi à diverses expériences, ou ayant été sacrifiés avant leur mort naturelle.

Lorsque l'injection d'acides gras est faite simultanément dans les deux surrénales, la survie est, en général, plus courte ; elle a été de deux à douze jours dans huit expériences et elle a dépassé ce délai dans quatre cas :

Dans 1 cas............	17	jours
—	19	—
—	21	—
—	87	—

(1) TIZZONI a montré que les pigmentations apparaissent parfois chez le lapin plus de deux mois après le début de l'insuffisance surrénale ; les modifications de la peau et des muqueuses seraient dues aux altérations du système nerveux.

Dans tous les cas de survie prolongée, j'ai constaté à l'autopsie l'hypertrophie des glandes accessoires.

La notion d'hypertrophie compensatrice explique les grandes variations que j'ai relevées dans la survie des lapins. On avait déjà ainsi expliqué, la résistance variable à la surrénalectomie de différentes espèces animales.

Abelous et Langlois, d'une part, Velich, d'autre part, notent la rareté des glandules corticales aberrantes chez le cobaye et ils expliquent ainsi la gravité et l'évolution rapide des accidents d'insuffisance surrénale présentés par cet animal. Wiesel, comme l'avait déjà fait Schiff, extirpe, en deux temps, les surrénales de plusieurs rats mâles et il remarque l'hypertrophie compensatrice de corpuscules corticaux, aberrants au niveau des testicules. Cette constatation explique la survie des rats après la surrénalectomie double.

Stewart (1), se basant sur les expériences d'Elliot et sur les siennes, montre que dans les décapsulations en deux temps, le chat vit après la seconde capsulectomie si la deuxième surrénale a un volume normal, parce que des accessoires se sont développés en quelque autre endroit du corps. Au contraire, le chat meurt si la deuxième surrénale est hypertrophiée : cette hypertrophie prouve, en effet, qu'aucune accessoire n'est en état de remplacer la dernière surrénale enlevée. Ces expériences, comme les précédentes, ont, pour la compréhension de la pathologie des surrénales chez l'homme, la plus grande importance.

II

Insuffisance surrénale clinique. — Anatomie pathologique et bactériologie. — Les insuffisances glandulaires, après avoir été admises en clinique avec un manque de critique déconcertant, sont maintenant mises en doute par les physiologistes (Gley, par ex.).

(1) Stewart, *Endocrinology*, may 1921, vol. V, n° 3.

Bien que les remarques de Gley soient fondées, il faut reconnaître cependant, que certains faits anatomiques prouvent la réalité de quelques observations d'insuffisance surrénale. Les surrénales, glandes très vascularisées sont le siège fréquent de véritables apoplexies, l'irruption brusque du sang écrase d'un coup tout le tissu glandulaire. La pathogénie humaine réalise ainsi mieux que l'expérimentateur, la destruction rapide des surrénales, sans traumatisme opératoire. Il importe de remarquer cependant que l'insuffisance surrénale pure n'est pas réalisée, car le sang en comprimant les tissus voisins riches en filets nerveux entraîne nécessairement des symptômes nerveux. Il est aussi difficile d'admettre une surrénalite, qu'une pancréatite sans participation importante du vaste plexus solaire qui pénètre les enveloppes fibreuses de ces deux glandes.

L'apoplexie double des surrénales détermine leur insuffisance subaiguë. Au lieu d'un grand hématome, certains états pathologiques produisent une infiltration hémorragique progressive des surrénales, les travées cellulaires sont dilacérées et les cellules elles-mêmes séparées les unes des autres. Quand une altération de ce genre se développe rapidement, on ne peut contester qu'elle puisse entraîner une insuffisance surrénale. Mais il faut se garder de faire anatomiquement le diagnostic d'insuffisance surrénale, si les lésions hémorragiques ne sont pas strictement localisées aux surrénales.

Virchow déjà avait observé la fréquence des thromboses vasculaires des surrénales; le plus souvent cette lésion est localisée et aucun signe clinique ne se manifeste; il arrive cependant que des thromboses étendues et diffuses déterminent la nécrose des glandes et, partant l'insuffisance surrénale.

Ribadeau-Dumas et Harvier dans les maladies infectieuses décrivent un œdème abondant capable de détruire les cellules glandulaires : ces lésions sont la preuve d'une maladie très intoxicante, mais, il serait osé de soutenir que la grande toxicité de la maladie, provient des surrénales ou même que la mort est due à l'insuffisance surrénale, plutôt par exemple, qu'à la sidération du système nerveux.

L'invasion microbienne (pneumocoques, streptocoques) et les infiltrations leucocytaires (Babes) pouvant aboutir à des collections purulentes ne sont facteurs d'insuffisances surrénales que si le processus pathologique est rapide, l'aptitude aux suppléances fonctionnelles des surrénales étant bien établie. Les dégénérescences et les nécroses protoplasmiques ou nucléaires dans les maladies infectieuses, si elles sont massives au niveau des surrénales, s'étendent en général à d'autres organes, par exemple au foie. En ce qui concerne les modifications cytologiques des surrénales, les autopsies d'hommes, vingt-quatre heures après la mort ne signifient rien. D'ailleurs, les critères cytologiques de l'activité des surrénales sont très délicats à apprécier. C'est ainsi que Mulon et moi, nous avons en étudiant l'hypertrophie compensatrice et l'immunité, montré que la diminution de la spongiocytose, loin de prouver l'insuffisance glandulaire, indique un fonctionnement régulier de la glande (je reviendrai sur cette question au chapitre de Chimie pathologique). L'étude complète des lipoïdes et des pigments, l'état des mitochondries permettent sur des pièces fraîches d'apprécier l'état fonctionnel des surrénales, mais malheureusement la cytologie pathologique humaine est complètement à faire : le champ des insuffisances surrénales s'élargira ou se rétrécira, lorsqu'une pareille étude sera possible.

Les lésions chroniques des surrénales doivent moins me retenir que les lésions aiguës, car ou bien elles entraînent la maladie d'Addison ou bien elles sont de simples curiosités anatomiques. Les formes chroniques, en dehors de la maladie d'Addison; les mieux étudiées sont les surrénalites scléreuses (Thèse de Sézary); le développement lent des trabécules conjonctives autour de la veine centrale, puis dans la réticulée, enfin le long des capillaires rectilignes de l'écorce, permet le plus souvent à la suppléance des accessoires d'entrer en jeu et explique la rareté des syndromes d'insuffisance surrénale dans ces cas.

Dans la syphilis congénitale, des gommes se multiplient dans les surrénales ou des lésions inflammatoires et scléreuses se constituent, sans que pour cela le moindre signe d'insuffisance surrénale se produise; toutefois ces altérations expliquent peut-être l'évolution marastique de la syphilis congénitale (1).

Chez le vieillard (Thèse de Husnot), les adénomes de la corticale, l'exagération des pigments, les amas lymphoïdes s'organisant à la longue en lympho-fibromes, l'angiosclérose ne sont en rapport avec aucun signe clinique précis et constant et ne sont l'indice ni d'une hyperfonction, ni d'une hypofonction. (Notons en passant que l'hyperépinéphrie n'existe pas et que l'état anatomique ainsi désigné représente la structure d'une surrénale qui soumise à une intoxication prolongée a normalement fonctionné de par ces circonstances, plus qu'une glande de sujet normal). Il est exceptionnel, qu'une tumeur évolue assez rapidement pour créer l'insuffisance surrénale aiguë. L'insuffisance surrénale lente est rare aussi, car les hypertrophies compensatrices s'achèvent facilement, du moins dans les cancers primitifs, qui pendant longtemps n'entravent pas tout à fait le fonctionnement de la glande. Il arrive plus souvent qu'un cancer se complique d'insuffisance surrénale : lorsqu'il s'infecte par exemple, il entraîne quelquefois la dégénérescence ou l'infiltration purulente des deux surrénales.

L'examen microscopique des surrénales permet de déceler un grand nombre de microbes qui s'y localisent avec prédilection; souvent l'agent infectieux ne peut être trouvé qu'au niveau des surré-

(1) Ribadeau-Dumas et Pater. *Arch. de méd. expérim.*, mars 1909.

nales : spirochètes, corpuscule de Négri (Da Costa). Dans la syphilis congénitale on trouve toujours le spirochète dans les surrénales : quand on veut s'assurer de la nature syphilitique d'une maladie à l'autopsie, le meilleur moyen est de rechercher le spirochète dans ces glandes (1).

Le pneumocoque qui a une prédilection pour la surrénale s'y trouve souvent à l'état de pureté.

Symptômes. — Depuis plus de vingt ans, E. Sergent (2), ne manque pas une occasion de montrer qu'il existe en clinique humaine, des cas, tout à fait superposable à l'insuffisance surrénale expérimentale.

I. Le début est brusque : c'est une sorte de choc brutal qui jette le malade sur son lit à la fin d'un repas commencé en excellente santé. Une douleur lombaire ou épigastrique, s'accompagne de vomissements et quelquefois de diarrhée. Les extrémités sont froides et la température rectale reste au-dessous de 37 degrés. Le pouls est petit, irrégulier et rapide, crampes, sueurs visqueuses. Les vomissements deviennent incoercibles. Le tableau d'un véritable empoisonnement se déroule, et le malade meurt en état de collapsus en vingt-quatre heures environ (Syndrome Sergent-Bernard).

II. La symptomatologie se réduit souvent à un seul incident : la mort subite. La mort subite survient dans des conditions diverses : voici par exemple un jeune homme atteint de pneumonie alcoolique, le surlendemain de son entrée à l'hôpital, l'agitation disparaît et le malade est déprimé et somnolent. Le pouls reste régulier, mais il est moins vibrant. Dans la nuit, le pneumonique qui dormait en rêvassant tout haut, se dresse brusquement dans son lit et

(1) Beitzke. *Berl. kl... Woch.*, 1909, p. 1769. — En France, Sézary a souvent insisté sur ces faits.

(2) E. Sergent. *Insuffisance surrénale*, Maloine.

retombe inerte. Il était mort au quatrième jour de sa pneumonie.

III. E. Sergent a décrit aussi une forme pseudo-méningitique : le syndrome était constitué dans la première observation de ces auteurs par des vomissements à la moindre ingestion de nourriture, par des éructations fréquentes, par une constipation absolue, par une tachycardie à 120, par l'abattement, l'amaigrissement, la position en chien de fusil, dans ce cas « je cherchais, dit E. Sergent, la raie méningitique de Trousseau; j'obtins une raie blanche nette et durable, non entourée d'une double raie rouge. L'autopsie m'ayant montré quelques jours après, que la méningite n'existait pas et, que les deux capsules surrénales étaient complètement caséifiées, je m'expliquais les anomalies de l'allure clinique et, reconnaissant qu'il s'agissait en réalité d'une fausse méningite, simulée par les accidents encéphalopathiques de l'insuffisance surrénale aiguë, je me demandais, si ce phénomène de la ligne blanche ne serait pas un indice révélateur d'insuffisance surrénale et, je me promis d'en contrôler et d'en vérifier la valeur sémiologique ».

IV. Il y a une catégorie de formes d'insuffisance surrénale, rare chez l'animal, et fréquente chez l'homme : les formes nerveuses (Encéphalopathies de Klippel).

Un sujet en pleine santé ou dans le cours d'une maladie quelconque sans grande importance, est subitement frappé de syncope ou de coma, avec ou sans convulsions, et succombe après quelques heures ou quelques jours sans que rien, dans l'état du système nerveux ou des viscères, ait pu expliquer la mort. A l'autopsie tous les organes sont reconnus sains, la seule lésion constatée est une hémorragie volumineuse des capsules surrénales (1).

(1) Arnaud. Les hémorragies des capsules surrénales, *Arch. gén. de méd.*, 1900.

Le délire précède souvent le coma. Dans certains cas le délire s'est prolongé dix mois (Vigouroux et Delmas).

Dupré insiste sur le rapport de la mélancolie et de l'involution des glandes à sécrétion interne spécialement de la surrénale.

Des crises épileptiformes ont été signalées au cours de l'insuffisance surrénale (Klippel).

En somme, il semble permis de décrire à côté de l'insuffisance surrénale à prédominance gastro-intestinale, des formes nerveuses de l'insuffisance surrénale comme dans l'urémie, ces formes s'expliquent, ou bien par des tares antérieures du système nerveux, devenu plus sensible aux substances toxiques, ou bien par des altérations du système nerveux, secondaires aux lésions surrénales (Nageotte et Ettlinger).

V. Aux formes précédentes, d'évolution rapide, il convient d'ajouter les formes subaiguës. Voici par exemple, une femme de trente-huit ans (1) qui, pendant six mois, présenta les troubles suivants; elle est d'abord extrêmement fatiguée après sa journée de travail, puis, progressivement, il lui devient pénible de rester debout. En même temps que les forces s'effondrent, l'appétit disparait et des vomissements se produisent. Les règles se suspendent, après avoir été toujours parfaitement régulières. Enfin, douleurs épigastriques, dégoût absolu des aliments et si la malade mange tout de même, vomissements immédiats.

Après six mois, la malade est obligée d'entrer à l'hôpital; elle reste alors couchée toute la journée, impuissante à exécuter le moindre effort; lever le bras devient une peine; on est obligé de la coiffer.

Il n'y a aucune trace de mélanodermie; la malade a le visage très pâle et les téguments sont partout décolorés; il n'existe pas de taches pigmentaires au niveau des muqueuses.

(1) L. Bernard et Heitz, *Tribune méd.*, 1904.

Après quinze jours d'hospitalisation, les douleurs épigastriques deviennent plus violentes ; la malade, angoissée, demande qu'on l'aide à se retourner ; elle est secouée de quelques petites convulsions agoniques et meurt dans la soirée.

VI. Voici à quoi se réduisent en clinique, les formes d'insuffisance surrénale. Il convient d'en rapprocher certaines formes chroniques de transition avec la maladie d'Addison, mais qui, à aucun moment, ne s'accompagnent de pigmentation (Dieulafoy et Bressy).

Faut-il aller plus loin et admettre que l'insuffisance surrénale est très fréquente chez les tuberculeux et qu'on peut se baser, pour en faire le diagnostic, sur l'hypotension, l'asthénie à progrès rapide, l'amyotrophie diffuse considérable (1) ? J'ai déjà montré qu'il y avait rarement un rapport précis entre l'hypotension d'un tuberculeux de son vivant et l'état anatomique et physiologique des surrénales prélevées à l'autopsie (2). L'amyotrophie diffuse, bien que caractéristique de l'insuffisance surrénale expérimentale sera rattachée avec prudence, en cas de tuberculose, à une insuffisance surrénale clinique, car l'observation des tuberculeux enseigne la fréquence des émaciations dans tout processus tuberculeux et spécialement dans le processus granulique. Il reste donc l'asthénie n'accompagnant pas une poussée évolutive de tuberculose, qui peut conduire au diagnostic d'insuffisance surrénale. Mais il s'agit alors de la forme de Dieulafoy et Bressy. L'insuffisance surrénale pourrait engendrer la chorée molle : il s'agit, sans doute, de cas exceptionnels. Des confirmations s'imposent avant de généraliser un fait de ce genre. J'ai signalé le premier, avec Mulon, les modifications anatomiques des surrénales dans certaines chorées; ces modifications rappellent celles qu'on obtient expérimen-

(1) E. Sergent. *Gaz. des hôpit.*, 11 juillet 1912.
(2) René Porak. *Ann. de méd.*, sept. 1918, t. V, n° 4.

talement par la faradisation des muscles et celles que je décrirai dans l'immunité au chapitre de chimie pathologique. S'il est possible parfois que les surrénales épuisent complètement leurs lipoïdes au cours de chorées intenses ou prolongées, je ne pense pas qu'on puisse attribuer l'élément paralytique qui manque rarement dans les chorées typiques à une déficience passagère des surrénales.

La myasthénie d'Erb, Goldflam que sa ressemblance avec l'asthénie addisonienne et les bons résultats de l'opothérapie surrénale ont fait rapprocher de l'insuffisance surrénale, reste jusqu'à confirmation plus démonstrative, une maladie des muscles (1). Il ne faudra pas davantage se hâter de rattacher les amyotrophies à l'insuffisance surrénale (2). D'une façon générale, dans les maladies du système nerveux, les surrénales sont souvent lésées et il pourrait exister, indépendamment de la maladie nerveuse elle-même, un certain degré d'insuffisance surrénale (3). Une tendance systématique trop répandue a cependant pu mettre la maladie nerveuse sur le compte de l'insuffisance surrénale.

Dans les maladies infectieuses, les syndromes de défaillance cardiaques ont été attribuées aux surrénales plutôt qu'au myocarde ou qu'au système nerveux ; ces faits doivent être contrôlés à nouveau depuis que l'adrénaline n'est plus considérée comme une hormone angiotonique. Une relation a été établie à tort entre les érythèmes et purpuras infectieux et l'insuffisance surrénale ; dans les maladies hémorragipares, faut-il s'étonner que les surrénales

(1) Klippel et Maurice Villaret. Asthénies et atrophies myopathiques, *Arch. gén. de méd.*, 1906.

(2) Sézary. Syndromes surréno-musculaires, *Semaine méd.*, 5 fév. 1913.

(3) Henri Claude et Schmiergeld. Les glandes à sécrétion interne dans l'épilepsie, *Soc. de biol.*, 25 juillet 1909. — Apert (*Presse méd.*, 1911) résume les rapports des surrénales et du système nerveux. Un fait curieux est l'absence de surrénales chez les anencéphales Pende, dans son livre sur les surrénales, insiste sur l'action de ces glandes sur le système nerveux. Je ne puis y insister dans un travail sur l'insuffisance surrénale.

à vascularisation si fragile, présentent comme la peau congestion ou hémorragies. Paisseau et Lemaire ont observé, dans un cas de pernicieuse palustre de la thrombose, des vaisseaux surrénaux. Ce serait une grosse erreur clinique de généraliser cette intéressante observation et d'expliquer la perniciosité par l'insuffisance surrénale.

Les surrénales seraient parfois le siège de troubles réflexes quand le rein se déplace (J. Lucas-Championnière) ou dans certains accidents menstruels (E. Sergent) ; le fait est possible, mais le diagnostic en est si délicat et l'action opothérapique si difficile à apprécier que le clinicien restera souvent sceptique sur la réalité de cette hypothèse. Enfin, on a montré des relations des surrénales et de l'appareil sexuel : une observation de nanisme de Variot a été attribuée à l'insuffisance surrénale. Ce fait isolé ne me paraît pas donner encore une individualité tranchée à ce nouveau type d'infantilisme.

Pour terminer sur une notion parfaitement acquise et qui s'applique à toutes les formes d'insuffisance surrénale diagnostiquée à juste titre, j'insiste sur le dénouement rapide, apoplectiforme, auquel l'inactivité des surrénales expose : le médecin légiste doit se souvenir de ces faits cliniques chaque fois qu'il doit découvrir la cause d'une mort rapide ou subite.

Étiologie. — La clinique démontre l'existence réelle d'une insuffisance surrénale analogue à l'insuffisance surrénale expérimentale. Dans quelles conditions voit-on apparaître ces intéressantes manifestations pathologiques ?

Des causes mécaniques peuvent faire éclater de petits vaisseaux des surrénales et produire l'hémorragie de ces glandes. Au cours d'accouchements difficiles, l'apoplexie des surrénales a été signalée, chez le nouveau-né. Le traumatisme ou la simple commotion ont pu entraîner cette même lésion [Loeper et Oppenheim (1)].

Les infections [scarlatine (2), diphtérie (3), pneumonie] sont les plus capables de réaliser une destruction du parenchyme glandulaire par apoplexie ou hémorragies diffuses. Mais il faut se garder de croire à l'insuffisance surrénale dans les formes asthéniques de ces maladies, et d'accepter ce même diagnostic, lorsqu'une infection hémorragipare a dilacéré plusieurs organes par irruption sanguine. Si l'on évitait ces deux causes d'erreur, les cas d'insuffisance surrénale se réduiraient beaucoup et nos journaux médicaux n'annonceraient pas si souvent de nouvelles infections, causes d'insuffisance surrénale. A rapprocher des maladies infectieuses les maladies parasitaires ; des ecchinocoques localisées dans les deux surrénales ont produit l'insuffisance surrénale (4).

Les intoxications créent des lésions des surrénales (5), mais il est impossible d'admettre, même dans l'intoxication mercurielle qui, d'après mes expériences lèse le plus les surrénales, que ces intoxications soient des insuffisances surrénales : les symptômes surrénaux sont marqués par des symptômes plus importants, du moins dans la majorité des cas.

Une exception doit être faite pour l'intoxication chloroformique. L'affinité du chloroforme pour les lipoïdes explique la prédominance des lésions au niveau de la corticale des surrénales. La médullaire s'appauvrit en adrénaline. Le professeur Delbet qui insiste sur ces faits conseille de recourir à la médi-

(1) *Les Grandes questions médicales d'actualités*, dirigées par P.-E. Weill, p. 123.

(2) Hutinel. *Bull. méd.*, 17 mars 1909.

(3) Bogomolez. *Beit. z. pathol. anat. u. Allg. Pathol.*, 1905. — L. Martin et Darré. *Soc. méd. des hôpit.*, 7 mai 1909.

(4) Huber. *Arch. f klin. Med.*, 1869, t. V, p. 139-140.

(5) Oppenheim (*Th. de Paris*, 1902) note l'hémorragie des surrénales dans un tiers des cas. — Goldzicher. *Die Nebenniere*, 1909. — Léon Bernard et Bigart. *Journ. de physiol. et pathol. gén.*, nov. 1902. — Léon Bernard. *Revue de méd.*, 10 oct. 1907.

cation surrénale, toutes les fois qu'un opéré présente une asthénie hors de proportion avec le traumatisme opératoire (1).

Il est difficile d'admettre dans ses détails la conception de Josué sur l'asystolie surrénale (2), il est parfaitement exact que myocarde et surrénales augmentent parallèlement de volume; j'ai observé les plus grosses surrénales, dans les autopsies, avec gros cœur de Traube. Mais, je ne crois pas être autorisé à établir une relation de cause à effet entre ces deux constatations anatomiques. En cas d'insuffisance surrénale latente, je crois que les altérations cardiaques peuvent avoir une évolution plus rapide car la maladie du cœur crée une sorte d'intoxication contre laquelle la surrénale normale aurait pu agir utilement. Cette remarque est d'ordre général : toute maladie survenant dans l'imminence d'insuffisance surrénale se trouve considérablement aggravée et quelquefois le syndrome d'insuffisance surrénale éclate. En ce qui concerne l'asystolie surrénale, si les travaux de Gley sont confirmés, l'adrénaline ne devrait plus être considérée comme une hormone et l'habile construction de Josué ne pourrait plus être défendue.

Que les émotions (3) et les fatigues de la guerre aient déterminé un certain surmenage surrénale, cela semble logiquement probable. Mais dire que tous les soldats de la grande guerre présentaient de

(1) Parkinson (*Soc. pathol. de Londres*, 1907), Wiesel (1908), Hornowski (1909), cités par Carlo Oliva (*Lyon chir.*, 1er janv. 1914) expliquent la mort subite au cours de la chloroformisation par l'hypoplasie du tissu chromaffine. — Savariaud, Pellot et Tinel. Hémorragies des capsules surrénales d'origine chloroformique, *Soc. de pédiat.*, 15 mars 1910. — Elliott. *Journ. of physiol.*, 15 juillet 1912.

(2) O. Josué et F. Belloir. L'insuffisance fonctionnelle du cœur hypertrophié. Son origine surrénale. L'asystolie surrénale, *Soc. méd. des hôpit. de Paris*, 3 avril 1914, p. 635. — O. Josué et Paillard Symphyse cardiaque. Anévrisme du cœur. *Soc. méd. des hôpit. de Paris*, 29 janv. 1909.

(3) Canon. Emotional stimulation of adrenal secretion, *Amer. Journ. of physiol.*, t. XXVIII, 1, p. 647.

l'insuffisance surrénale, cela est contestable. Dans la fatigue et dans l'épuisement, le système nerveux et le muscle sont surtout intéressés. La surrénale paraît intervenir pour empêcher l'intoxication d'origine neuro-musculaire. Il ne faudrait pas intervertir les rôles et attribuer à la surrénale le rôle le plus important. D'ailleurs, des corrélations unissent tous les organes et dans la fatigue l'organisme entier subit le contre coup de l'insuffisance neuro-musculaire.

Diagnostic. — Les symptômes et l'étiologie ont été surchargés par l'esprit systématique de médecins qui placés sur une piste ne voient plus rien à côté. La confusion d'une question en soi intéressante rendait nécessaire la recherche d'un signe pathognomonique. Sergent, dont l'attention avait été attirée par la forme pseudo-méningitique de l'insuffisance surrénale a poursuivi ses recherches sur la ligne blanche. La ligne blanche s'observe souvent chez des névropathes et sa valeur a été contestée. Il faut si on veut en tirer un parti utile dans le diagnostic de l'insuffisance surrénale, s'en tenir de très près à l'enseignement du maître. « Pour provoquer la raie blanche, dit Sergent, il suffit de frôler légèrement la peau de l'abdomen avec un objet mousse, avec la pulpe du doigt par exemple, sans gratter et sans exercer une pression trop forte. Au bout de quelques instants, on voit apparaître sur le trajet qu'a suivi le doigt une raie blanche assez large qui va s'accentuant de plus en plus, puis demeure stationnaire plus ou moins longtemps, parfois trois à quatre minutes et s'efface peu à peu » (1).

J'ai moi-même avec Henri Claude proposés des tests glandulaires capables de servir au diagnostic d'insuffisance surrénale. Je relève ici seulement ce

(1) La valeur de la ligne blanche surrénale a été contestée par Léon Bernard et confirmée récemment par Ravaut et Kronulitzki. *Bull. de la Soc. méd. des hôpit. de Paris*, 29 juillet 1915 n° 26, p. 624.

fait remarquable de l'action inverse des extraits hypophysaires hypotenseurs, en cas d'insuffisance surrénale. Cette étude doit être poursuivie, car si les réactions biologiques sont souvent complexes, elles offrent parfois aussi des résultats caractéristiques.

En ce qui concerne le diagnostic différentiel tous les empoisonnements et toutes les maladies abdominales aiguës, peuvent simuler l'insuffisance surrénale. La surrénale enchevêtrée avec le plexus solaire présente une symptomatologie nerveuse réalisable par tous les grands syndromes abdominaux; dès l'origine de l'histoire de l'insuffisance surrénale, Ebstein a décrit une forme pseudo-péritonitique de cette maladie. En ce qui concerne la petite insuffisance surrénale, l'asthénie en est le principal symptôme et suivant leurs tendances personnelles, les médecins adoptent plus ou moins facilement ce diagnostic chez des sujets fatigués. L'emploi de l'ergographe, s'il était pratiquable en clinique courante, rendrait de grands services et limiterait la fantaisie d'un pareil diagnostic.

Physiologie pathologique. — Des recherches de physiologie pathologique ont contribué à étendre outre mesure le champ de l'insuffisance surrénale. Du vivant des malades, on dosa la teneur en adrénaline du sérum sanguin (Méthode de Treulenbourg) (1) et à leur mort on apprécia la teneur de leurs surrénales en adrénaline (action des extraits de surrénale sur la pression artérielle d'un animal de laboratoire). D'un nombre considérable de publications, il ressort que l'adrénaline diminue nettement dans les surrénales par un certain nombre de circonstances.

D'abord l'adrénaline est en faible quantité chez le nouveau-né avant terme, chez le débile (2). L'adrénaline est plus abondante en cas de mort brusque

(1) Je n'insiste pas sur les résultats de ces recherches entachés de grosses erreurs (O. Connor).

(2) Schmorl et Ingier. *Münch. med. Woch.*, 9 mai 1911, p. 1046.

qu'en cas de mort lente (1). Dans les infections (2) et dans les intoxications (3) prolongées, l'adrénaline diminue souvent. Dans la fatigue (4) même constatation.

De tous ces faits, la fréquence de l'insuffisance surrénale paraissait se déduire logiquement, parce qu'on admettait que l'adrénaline était une hormone indispensable au bon fonctionnement du sympathique. Si l'adrénaline n'est pas une hormone, mais un déchet résultant du fonctionnement de certains organes (muscles, nerf), on comprend cette diminution de l'adrénaline dans toutes les circonstances où le fonctionnement de ces organes est affaiblie. La conclusion est renversée. Dans la première hypothèse, la gravité d'une maladie était expliqué par l'insuffisance surrénale. Dans la deuxième hypothèse, l'état des surrénales est la conséquence banale d'un certain degré de gravité, ou de prolongation d'une infection, ou d'une intoxication. J'adopte pour ma part (5) la deuxième hypothèse : l'adrénaline n'est pas une hormone cardio-angiotonique comme il a été prétendu, car il n'y a pas de relations précises et constantes entre la teneur en adrénaline des surrénales et l'état de la pression artérielle; d'autre

(1) Cevidalli et Leoncini Comessatti. *Clin. med. ital.*, n° 11. Les méthodes chimiques de dosage de l'adrénaline employées par ces auteurs sont moins précises que la méthode physiologique.

(2) Langlois. Action différente de l'extrait de capsule surrénale sur la pression sanguine suivant l'état d'altération morbide de ces organes. *Soc. de biol.*, 21 nov. 1896. — Tchebocsaroff (*Pflugers Arch.*, 1911) a complété les recherches de Langlois en étudiant la teneur en adrénaline du sang des veines surrénales, a noté une diminution de l'adrénaline du deuxième au sixième jour de la diphtérie expérimentale.

(3) Frantz Luksch (*Wien. klin. Woch*, 6 avril 1905, n° 14) insiste sur l'action du phosphore qui ferait disparaitre l'adrénaline des surrénales. — En France, Delbet a insisté sur l'action toxique du chloroforme sur les surrénales et sur la diminution de l'adrénaline dans les extraits.

(4) Battelli et Roatta. Schur et Wiesel. Golzieher. *Die Nebenniere*, 1916.

(5) René Porak. *Journ. de physiol. et de pathol. gén.*, 1917-1918, t. XVII.

part l'adrénaline se trouve en faible quantité dans des surrénales fonctionnant avec une grande activité (hypertrophie compensatrice, hypertrophie des états d'immunité).

Chimie pathologique. — Les données de chimie pathologique sont encore trop peu nombreuses pour affirmer une corrélation entre la teneur en lipoïdes des surrénales et l'insuffisance surrénale. Il y a deux groupes de maladies : le premier s'accompagne d'augmentation des lipoïdes dans les surrénales (néphrite chronique, artério-sclérose), le deuxième est caractérisé par la fonte des lipoïdes (infections, carcinome) (1).

L'histo-chimie expérimentale permet de pénétrer plus profondément dans le fonctionnement de la corticale des surrénales. J'ai observé le plus grand remaniement de lipoïdes dans les surrénales des lapins, soumis aux injections de globules rouges de moutons, pour obtenir un sérum hémolytique. Dès la première injection de globules rouge de mouton, la surrénale vide ses spongiocytes de réserve toujours prêtes à s'écouler en cas de besoin. Si la deuxième injection est faite à peu d'intervalle de la première, les spongiocytes n'ont pas eu le temps de se recharger, mais les mitochondries sont le siège d'un travail actif et les lipoïdes (surtout cholestérine, Kawamura) sont sécrétés en quantité suffisante. Suivant le mode d'injection, suivant le rythme des réinjections, et suivant l'aptitude des surrénales les aspects les plus divers s'observent. J'ai vu avec Robert Hanriot au laboratoire municipal de Paris, des surrénales de lapin grosses comme la moitié du rein (2) et ces surrénales sont ou bien pauvres en

(1) Hueck (*Münch. med. Woch.*, 1911, p. 2588) cite Kawamura, Albrecht, Rossle, Thoma, L. Aschoff.

(2) Stewart (Loc. cit.) écrit à ce sujet que je n'ai pas assez nettement discriminé l'hypertrophie vraie de l'œdème surrénal. La remarque est juste car mon mémoire (*Arch. de pathol. gén.*, 1917-1918, t. XVII) devait être complété par un second mémoire encore inachevé. Je puis cependant dire dès maintenant qu'il n'y avait pas trace d'œdème dans ces cas.

lipoïdes si la mise en fonction subintrante n'a pas permis l'accumulation de réserves, ou moyennement chargée de réserve (il y a par place, dans la zone moyenne des corticales, des travées radiaires de spongiocytes), si les injections successives assez espacées ont permis aux surrénales un travail d'avenir de mise en réserve.

Le même processus histo-chimique se retrouve dans les infections et les intoxications : dans la diphtérie suraiguë, des hémorragies disloquent les travées surrénales, mais les cellules ont un aspect normal; elles n'ont pas eu le temps de vider leurs spongiocytes pour parer aux dangers de l'infection. Si la diphtérie évolue en quelques jours, les spongiocytes se sont vidés en partie et les mitochondries se multiplient et travaillent activement. La mort est due à la gravité de l'infection et non à l'insuffisance surrénale.

D'après toutes mes recherches contrôlées par Mulon, dont l'autorité est universellement admise en cette matière, la diminution du lipoïde surrénal n'est pas indice d'insuffisance surrénale mais de fonctionnement normal (histologiquement en grand nombre des karyokinèses qui accompagne cet état chimique le prouve).

Les maladies avec surcharge en lipoïdes des surrénales sont aussi des maladies où les surrénales sont actives, la surrénale a pour ainsi dire deux pôles : l'un reçoit des lipoïdes désintégrés ou toxiques; ces lipoïdes sont remaniés ou éliminés et par l'autre pôle la surrénale sécrète des lipoïdes de nouvelle formation appelés à jouer un rôle biologique primordial (à en juger par la généralité du processus sécrétoire que je viens de décrire). Il est possible qu'à la longue dans la néphrite chronique, l'apport incessant de lipoïdes finisse par encrasser la glande. Si cela était, l'hyperépinéphrie serait plutôt de l'insuffisance surrénale que de l'hyperfonction de cette glande!

Les pigments paraissent diminuer en même temps

que les lipoïdes dans les toxi-infections et l'immunité : l'absence de pigments était complète dans un de mes cas de tétanos.

Ces détails d'histo-chimie expliquent mes réserves aux chapitres précédents d'anatomie pathologique et de clinique; dans l'anatomie pathologique, j'ai retenu surtout l'apoplexie et les hémorragies diffuses comme cause d'insuffisance surrénale et dans la clinique, je me suis élevé contre l'abus du diagnostic d'insuffisance surrénale.

Pathogénie. — L'insuffisance surrénale n'est jamais tout à fait pure en clinique. L'apoplexie, les hémorragies diffuses et les collections purulentes distendent les surrénales et étirent nécessairement les plexus et les rameaux nerveux qui enlacent la glande. Comme je l'ai déjà dit, les surrénales, comme le corps du pancréas ne peuvent être touchées sans participation du plexus sympathique. Je ne crois pas que toute la symptomatologie surrénale soit empruntée au système nerveux voisin; l'insuffisance surrénale ajoute aux signes nerveux (surtout gastro-abdominaux) un état autotoxique (Brown-Séquart, Langlois). Celui-ci s'accompagne de néphrite aiguë (René Porak et Chabanier). Il pourrait s'agir d'une inhibition rénale dans les extirpations expérimentales des surrénales. Mais j'ai noté la même azotémie dans l'insuffisance surrénale clinique et je crois que la néphrite aiguë est secondaire à l'accumulation des poisons endogènes dans le sang.

Pour expliquer l'auto-intoxication, la première idée qui vint à l'esprit fut que les surrénales ne neutralisaient plus les poisons organiques. Langlois et Charrin, Oppenheim (Thèse 1901) montrèrent que l'extrait surrénal neutralisait dans une certaine mesure les poisons in vitro. J'ai repris ces expériences, espérant obtenir une neutralisation plus démonstrative des poisons avec les lipoïdes des surrénales. Mais les résultats furent aussi médiocres et la faible neutralisation observée in vitro tient au pouvoir d'adsorption des lipoïdes. Des animaux surchargés de lipoïdes surrénaux ne résistent pas mieux aux intoxications que des animaux normaux. Il y a dans l'organisme un cycle lipoïdique dont les rouages sont inconnus et c'est la perturbation de ce métabolisme qui entraine la production de substances toxiques et rend aussi les animaux plus sensibles aux poisons (1). A titre d'hypothèse, il est possible que les lipoïdes entraînent des substances toxiques dans les surrénales et que l'une des fonctions de la corticale consiste à séparer substances et lipoïdes. De ce travail de remaniement des lipoïdes, résultent les pigments. Il est possible aussi que des substances azotées, telles que tyrosine ou triptophane soient libérés au cours du processus sécrétoire de la corticale et déversés dans la médullaire, où ils s'accumulent dans les cellules chromaffines et s'y transforment en adrénaline.

Pour expliquer l'asthénie qui domine le tableau clinique de l'insuffisance surrénale, deux théories ont été soutenues : I. L'adrénaline régit le tonus musculaire ; II. L'adrénaline préside et domine le métabolisme hydrocarboné.

I. L'adrénaline maintient le tonus musculaire : si elle manque, l'adynamie et la défaillance cardiaque se produisent. Schur et Wiésel (2) citent pour con-

(1) LANGLOIS et CHARRIN. Du rôle des capsules surrénales dans la résistance à certaines infections, *Soc. de biol.*, 4 juillet 1896 ; le cobaye décapsulé résiste moins bien à l'infection. Le cobaye monodécapsulé y résiste quelquefois mieux. Cela tient sans doute à la suractivité lipoïdique au début de l'hypertrophie compensatrice. — Jean CAMUS et René PORAK Insuffisance surrénale et curarisation, *Soc. de biol.*, 15 fév. 1913 ; — Insuffisance surrénale et sensibilité de la strychnine, *Soc. de biol.*, 22 fév. 1913. — A. MARIE (*Ann. de l'Inst. Pasteur*, 1914) étudie la sensibilité de la grenouille décapsulée à la toxine tétanique, et il montre que l'adrénaline in vitro neutralise cette toxine dans une proportion beaucoup plus élevée que les extraits totaux et les lipoïdes surrénaux, mais il ne tire aucune conclusion biologique de ces phénomènes chimico-physiques.

(2) SCHUR et WIESEL, *Soc. imp. royale des méd. de Vienne*, 31 mai et 27 juin 1907.

firmer cette théorie qui est la leur, le cas d'un bicycliste mort subitement à la fin d'une course et à l'autopsie duquel, l'adrénaline des surrénales paraissait complètement épuisée. Haedinger admet aussi que certains accidents subits mortels tiennent à l'hypoplasie du système chromaffine. On peut ajouter un argument physiologique : la courbe ergographique s'améliore rapidement sous l'influence de l'extrait surrénal (Sézary) et de l'adrénaline (Oliver et Schäffer).

II. L'adrénaline préside à l'emmagasinement du glycogène dans le foie et à la transformation du glycogène en glucose [Bierry (1), Neubauer et Porgès (2)]. Si l'adrénaline fait défaut, le métabolisme hydrocarboné est entravé et le travail du muscle est impossible. Certaines intoxications s'accompagnent de glycosurie : celle-ci manque après l'ablation des surrénales (Starkenstein).

Malgré la clarté de ces explications, je ne les crois pas exactes. En tous cas, elles sont partielles puisqu'elles ne tiennent compte que de l'adrénaline. D'après toutes mes recherches et d'après les expériences classiques de Biedl sur les sélaciens, je crois à l'importance primordiale de la corticale surrénale. L'insuffisance surrénale est, avant tout, une insuffisance lipoïdienne; quand la surrénale est détruite, elle n'emmagasine plus des lipoïdes nuisibles et ne produit plus des lipoïdes utiles.

La fonction myotonique des surrénales est une fonction lipoïdienne (Léon Bernard) : l'adrénaline et le métabolisme du sucre n'interviennent que secondairement pour expliquer l'asthénie. L'adrénaline paraît être un déchet à excréter (Gley) et ne doit plus être considérée comme une hormone bonne à tout faire. Quant la fonction lipoïdienne des surrénales est arrêtée, l'effort musculaire n'est plus

(1) Bierry et Gatin. L'adrénaline produit-elle la glycosurie par action sur le pancréas, *Soc. de biol.*, 27 mai 1905. — Bierry. Thermogenèse et glycémie, *Presse méd.*, 14 mai 1913.

(2) Neubauer et Porges. *Bioch. Zeit.*, 1911, p. 290.

possible; l'animal s'immobilise et l'amyotrophie généralisée en résulte.

Traitement. — Dans l'insuffisance surrénale aiguë, c'est-à-dire dans la forme d'insuffisance la plus typique, celle que détermine l'apoplexie des surrénales, il ne faut espérer aucun résultat de l'opothérapie, pas plus qu'il ne serait sage d'espérer par un traitement quelconque une résurrection dans l'ictère grave ou la grande urémie.

Reste donc la petite insuffisance surrénale. Bien que sa fréquence ait été exagérée, il suffit qu'elle puisse parfois exister, pour ne pas priver les malades d'un traitement, que des cliniciens éclairés ont jugé favorable. Une remarque générale s'impose : l'opothérapie est une thérapeutique grossière; si l'opothérapie thyroïdienne réussit bien, c'est que l'hormozone s'y trouve en grande quantité et que la thyroïde ne contient pas d'autres substances, qui en modifient l'effet essentiel.

La surrénale à ce point de vue est très différente de la thyroïde : elle contient des substances toxiques qui compromettent l'action favorable, but de l'opothérapie. Cette remarque n'est pas une condamnation définitive de l'opothérapie surrénale, car à côté des substances toxiques, les surrénales contiennent certains lipoïdes, des ferments, et il est possible que dans des cas déterminés, ces substances soient retenus par l'organisme malade et y exerce un effet utile. Mais cette remarque explique les résultats moins brillants de l'opothérapie surrénale que de l'opothérapie thyroïdienne, et impose aux chercheurs la découverte de meilleures préparations d'extraits surrénaux.

Lorsque l'adrénaline, corps défini, fut isolée des surrénales par Takamine, les médecins crurent posséder le principe actif le plus important de ces glandes. L'action vaso-constrictive de cette substance, fit croire que normalement dans l'organisme, elle maintient la pression artérielle et le tonus des muscles lisses des vaisseaux. Certaines expériences auraient dû mettre en garde contre cette déduction hâtive : Batelli (1) a montré qu'après décapsulation double, l'adrénaline s'accumule dans le foie et se trouve dans le sang au moment de la mort. Caussade (2), a signalé le premier qu'en soumettant le lapin aux injections répétées d'adrénaline, les surrénales s'hypertrophient. Or, j'ai insisté sur la signification de cette hypertrophie dans toute infection et dans toute intoxication, et de fait, en reprenant les expériences de Caussade, j'ai trouvé les modifications cytologiques décrites plus haut, à l'exposé de l'action des globules de mouton sur le lapin.

Enfin, les expériences classiques de Josué, sur l'athérome adrénalinique prouvent aussi que l'adrénaline est une substance toxique et non une hormone.

Cette toxicité n'empêche pas l'adrénaline de rendre des services en thérapeutique; elle exerce un relèvement brusque de la pression artérielle et par ce mécanisme serait le médicament de choix des crises nitritoïdes de la novarsenothérapie (Milian). Dans les pernicieuses palustres, l'adrénaline ajoutée à la quinine et au sérum physiologique détermine de véritables résurrections (Abrami, Carnot, R.-A. Gutmann), j'ai vu des résultats tout aussi brillants en faisant d'abondants lavages du sang; l'adrénaline agit donc par action mécanique sur l'appareil cardio-vasculaire et nullement par action opothérapique.

Dans les maladies infectieuses, l'adrénaline exerce une action tonique, lorsqu'on en administre par la

(1) Batelli. *Journ. de physiol.*, 1903, p. 179, et *Soc. de biol.*, 1904, p. 815.

(2) Caussade (*Soc de biol.*, 1896) confirmé par Lœper (*Soc. de biol.*, 21 nov. 1903). — J'ai repris ces recherches sur lapins et rats. En mêlant une demi-surrénale de porc à l'alimentation des rats, amaigrissement rapide. L'un des rats fut atteint de priapisme. En diminuant la dose de surrénale de porc ou en injectant sous la peau des extraits Choay, je n'ai pas observé l'amaigrissement.

bouche, 4 à 5 milligrammes, par doses fractionnées, toutes les deux heures (Netter). Chez les malades profondément adynamiques, on peut pratiquer les injections sous-cutanées d'eau salée physiologique adrénalinée ou mieux à l'adrénaline-novocaïne (1 milligramme d'adrénaline plus 1 centigramme de novocaïne dans 250 à 500 centimètres cubes d'eau salée physiologique) [Josué (1)].

En pédiatrie, quelques gouttes d'adrénaline, font cesser les crises d'asthme, et l'administration quotidienne d'adrénaline, associée au formiate de chaux est un bon médicament du rachitisme (enseignement du professeur Marfan), sans que personne, à ma connaissance, n'ait encore prétendu que l'asthme ou le rachitisme soient de l'insuffisance surrénale.

Dans les cas d'asthénie qui paraissent en rapport avec l'insuffisance surrénale, on obtient de meilleurs résultats à l'aide des extraits totaux surrénaux à la dose de 0g30 à 0g40 par jour, par prises de 0g10. J'ai aussi utilisé des ampoules injectables d'extrait de corticale ou de lipoïdes surrénaux (Choay).

La corticale paraissant avoir une signification biologique plus importante que la médullaire, j'ai entrepris quelques recherches expérimentales sur les lipoïdes surrénaux.

Lorsqu'on injecte des lipoïdes à rats ou cobayes, les surrénales augmentent de volume et maigrissent, tandis que des amas graisseux se développent dans le tissu cellulaire sous-cutané. Il semble que les lipoïdes jouissent chez chaque animal d'une certaine spécificité; si bien que l'introduction de lipoïdes étrangers créent une action toxique contre laquelle l'animal récepteur doit s'immuniser. L'examen histologique des surrénales d'animaux traités montre les mêmes aspects que dans l'immunité ou dans les infections de courte durée ou légères. La propriété homostimulante des lipoïdes surrénales se ramène donc au processus général que j'ai décrit plus haut.

(1) Josué. *Bull. de la Soc. méd. des hôpit. de Paris*, 21 mai 1909.

En ce genre de question, l'expérience clinique vaut mieux que l'expérimentation, mais je n'ai pas encore assez utilisé ces lipoïdes en pratique médicale pour énoncer une conclusion quelconque.

L'opothérapie associée dans l'insuffisance surrénale a encore moins de base scientifique que l'opothérapie simple. Les expériences d'après lesquelles le corps thyroïdien entre en hyperfonction après l'ablation des surrénales ont été critiquées par Biedl. L'hypophyse aussi remplacerait la surrénale en cas d'insuffisance et son action thérapeutique a été vantée! L'opothérapie hypophysaire est encore plus contestable que l'opothérapie surrénale et je ne vois pas ce qu'elle peut ajouter à l'opothérapie surrénale, elle-même! Bien que la rate s'hypertrophie après l'ablation des surrénales (Boinet), l'opothérapie splénique s'est moins répandue que l'opothérapie thyroïdienne et hypophysaire.

Pour juger des résultats thérapeutiques, le médecin redoutera un enthousiasme facile à chaque cure qu'il croit, au premier abord, merveilleuse. Un confrère de Paris me montrait récemment une malade, entrée dans son service en état d'asthénie extrême. L'examen du sang décela un taux élevé d'urée. L'opothérapie guérit la malade en quelques jours. Les tests glandulaires n'ayant pas été recherchés, on peut contester le diagnostic d'insuffisance surrénale et admettre le diagnostic de néphrite légère dont l'opothérapie n'aurait pas entravé la marche vers la guérison par le régime et le repos.

En somme, l'insuffisance surrénale est un syndrome qui est réalisé par la clinique; mais sa fréquence a été exagérée.

En thérapeutique, l'adrénaline jouit d'effets importants, mais son action opothérapique est douteuse.

Les progrès de la physiologie des surrénales en éclairant le rôle de la corticale, pourront seuls permettre une meilleure compréhension de la pathologie des surrénales et l'établissement d'une thérapeutique plus efficace.

TABLE DES MATIÈRES

PARIS. — SOC. Gle D'IMP. ET D'ÉDIT., 17, RUE CASSETTE.

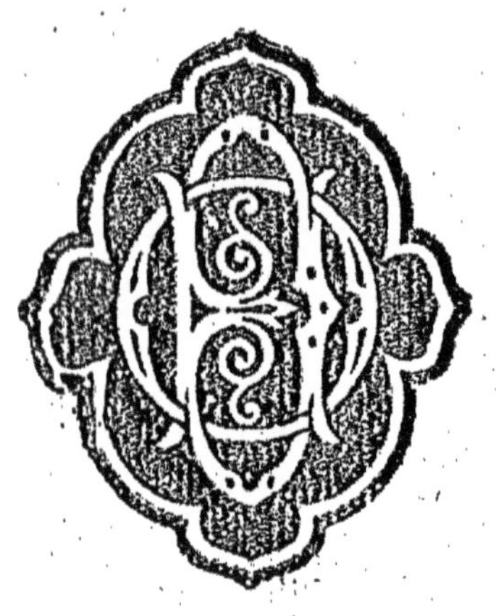

www.ingramcontent.com/pod-product-compliance
Ingram Content Group UK Ltd.
Pitfield, Milton Keynes, MK11 3LW, UK
UKHW021545260726
13993UKWH00002B/653